U0817484

# 老年安宁疗护

封桂英　郭巧红　主编

河北科学技术出版社　燕山大学出版社
·石家庄·　·秦皇岛·

**图书在版编目（CIP）数据**

老年安宁疗护 / 封桂英，郭巧红主编. -- 石家庄 ：河北科学技术出版社，2022.6
ISBN 978-7-5717-1116-0

Ⅰ. ①老… Ⅱ. ①封… ②郭… Ⅲ. ①临终关怀学 Ⅳ. ① R48

中国版本图书馆 CIP 数据核字（2022）第 078908 号

**老年安宁疗护**

LAONIAN ANNING LIAOHU

封桂英　郭巧红　主编

---

**责任编辑**　李蔚蔚　刘馨泽
**责任校对**　王文静
**美术编辑**　张　帆
**封面设计**　刘馨泽
**出版发行**　河北科学技术出版社　燕山大学出版社
**地　　址**　石家庄市友谊北大街 330 号（邮编：050061）
**印　　刷**　涿州市般润文化传播有限公司
**开　　本**　787mm×1092mm　1/16
**印　　张**　12.5
**字　　数**　248 千字
**版　　次**　2022 年 6 月第 1 版
**印　　次**　2022 年 6 月第 1 次印刷
**书　　号**　ISBN 978-7-5717-1116-0
**定　　价**　50.00 元

# 《老年安宁疗护》编者名单


**主　　编**　封桂英　郭巧红

**副 主 编**　徐萌泽　刘畅　于晓磊　郑瑞双

**编　　者**　（按姓氏笔画排序）

于晓磊（承德医学院附属医院）
马丽莉（首都医科大学）
刘　畅（承德医学院附属医院）
李　松（承德医学院）
李艳杰（承德医学院附属医院）
陈芷谦（首都医科大学）
陈盼盼（承德医学院附属医院）
郑瑞双（天津医科大学肿瘤医院）
封桂英（承德医学院）
饶井芬（承德医学院附属医院）
郗兰馨（首都医科大学）
徐萌泽（承德医学院）
郭巧红（首都医科大学）
薛　茹（承德医学院）

**编写秘书**　李松　胡佳琪

# 前　　言

在我国，随着人口老龄化的加速发展，老年人口数量逐渐增多，老年人生命质量也得到越来越多的关注，老年安宁疗护不仅可以提高老年人生命末期的生存质量，使老年人能够平静地、有尊严地离世，也可以使患者家属得到最大的心灵慰藉，节约社会各方面资源。养老机构的工作人员、医生、护士等是老年安宁疗护服务的主要群体，因此为他们提供专业技术支持是非常必要的。

本书以当前临床最为常用的老年安宁疗护护理内容和方法为基础，结合最新的国内外老年安宁疗护具体实施内容的研究成果进行编排。主要介绍了老年安宁疗护的概念、老年安宁疗护中的伦理与法律、老年安宁疗护中的沟通、死亡与尊严、舒适照护、常见症状的护理、心理照护、精神照护、社会支持、家庭照护、濒死期照护、老年安宁疗护护理人员自我关怀等内容。本书文字简练，内容通俗易懂，实用性强，可作为从事老年安宁疗护工作人员的参考用书，也可作为护理专业学生的教材。

由于编者水平所限，书中一定会存在不足之处，恳请广大读者批评和指正。

编者

2022 年 4 月

# 目　录

# 第一章　老年安宁疗护概述

## 学习目标

1. 明确安宁疗护的概念与内涵。
2. 阐述老年安宁疗护护理人员角色定位和核心能力。
3. 掌握老年安宁疗护服务原则和内容。
4. 培养护理人员的人文关怀精神，践行以人为本的理念。

## 导入案例与思考

王先生，75 岁，胃癌晚期，曾经历三次化疗，近日病情出现恶化，多器官衰竭，出现进食困难、身体消瘦、四肢无力、全身疼痛等症状，住院治疗一段时间后，病情不见好转。随着病情发展，医生告知患者生存期约为两个月。患者家属对于患者是否需要入住安宁病房犹豫不决，前来安宁病房咨询护士。

（1）此患者是否需要接受安宁疗护服务？为什么？

（2）患者家属犹豫的原因是什么？

（3）如何对患者家属进行安宁疗护相关内容的介绍？

由于生活方式的改变、医疗技术水平的提高，人类预期寿命普遍延长，非传染性疾病，包括冠心病、脑卒中、癌症、2 型糖尿病和慢性肾脏疾病等成为目前全球成人死亡和残疾的主要原因。随着人口的增长，特别是老年人口的增长，非传染性疾病的全球负担将进一步增加。世界卫生组织提出对一些慢性疾病患者要提供以提高生活质量为目的的姑息照护模式，疾病终末期则需要通过安宁疗护模式进一步加强。实施安宁疗护可以提高老年患者在临终阶段的生存质量，最终实现善终。安宁疗护除了为患者提供控制症状、减轻疼痛的帮助，还提供心理、社会和精神方面的全面照护。护理人员作为实施安宁疗护服务的重要人员，要找准角色定位，具备一定的专业能力才可以更好地开展安宁疗护服务工作。

# 第一节 概　述

## 一、概念和内涵

### （一）概念

2008年世界卫生组织（WHO）将安宁疗护（hospice care）定义为对治愈性治疗无反应的临终患者，给予积极和全面的照顾，以控制疼痛及有关症状为重点，并关注其心理、精神、社会需求，目标在于提高和改善患者及其家属的生活质量。日本安宁疗护之父——柏木哲夫教授阐明了安宁疗护的含义，即hospitality（亲切）、organized care（团队照护）、symptom control（症状控制）、psychological support（心理精神支持）、individualized care（个别化照顾）、communication（沟通）和education（教育）。我国卫生和计划生育委员会于2017年发布的《安宁疗护实践指南（试行）》中指出："安宁疗护实践是以临终患者和家属为中心，以多学科协作模式进行，主要内容包括疼痛及其他症状控制，舒适照护、心理、精神及社会支持等。"并规定了疼痛等症状控制的诊疗护理要点、舒适照护要点，以及对患者及其家属的心理支持和人文关怀等服务要求。

### （二）内涵

安宁疗护秉承"全人照护"的理念，以患者和家属作为一个照护单元，为终末期患者提供全方位照护，并可在不同的健康照顾场所进行。安宁疗护不加速患者死亡，也不推迟其死亡，但可以帮助生命画下完美的句点，让患者有尊严地走完人生最后旅程，使得生死两相安。其内涵如下。

（1）缓解疼痛及其他痛苦症状。

（2）肯定生命并将临终视为正常历程。

（3）不加快或过度延迟死亡的来临。

（4）重视患者及其家属的需求，整合社会、心理及精神层面的需求，提供全方位的照护。

（5）提供患者及其家属支持系统，包括：使患者接受最佳的临床照护；解决社会及法律问题，尤其是减少贫穷对于患者（包括孩童）及其家属的影响；帮助患者尽可能积极地生活直到死亡；帮助家属面对患者的疾病及丧亲后的哀伤历程。

（6）运用专业团队合作以全面解决患者及家属的需求，包括丧亲后的哀伤辅导。

（7）提高患者及其家属的生活质量，同时也可正面影响病程。

（8）在疾病的早期，结合其他疾病的治疗方法来延长生命，包括：癌症病患的化学疗法、放射疗法；艾滋病患的抗反转录病毒疗法；对临床症状进行相关调查等。

## 二、安宁疗护的发展历程

### （一）国外安宁疗护的起源

国外安宁疗护起源于英国的临终关怀（hospice care）。“hospice”起源于拉丁文词根“hospes”，可称为 hot（主人），含有 hospitality（好客、款待）与 welcome（欢迎）之意。其原意是“驿站”“客栈”“救济院”“安息所”等，是为中世纪基督教信徒朝圣时建立起来的休息或者养病的驿站，这些机构大多秉承基督教的博爱精神。

现代临终关怀事业始创于 20 世纪 60 年代，创始人为英国的西西里 • 桑德斯博士（ Dame Cicely Saunders）。1967 年西西里 • 桑德斯在英国伦敦创建了圣克里斯托弗临终关怀院（ St. Christopher's Hospice），这是世界上第一家现代临终关怀院，它标志着现代临终关怀事业的开始，被誉为“点燃了临终关怀运动的灯塔”，桑德斯博士为世界临终关怀运动的发展作出了卓越贡献。

### （二）国外安宁疗护的发展

在圣克里斯托弗临终关怀院建立的影响下，临终关怀服务事业首先在英国快速发展。1976 年，在英国圣托马斯医院创建了第一个多学科临终关怀照护服务团队。1990 年英国发布了《国家卫生服务及社区关怀法》，将安宁疗护纳入国民的医疗保险。2004 年英国提出将每年十月份的第一个星期六定为世界安宁疗护日。由于英国安宁疗护服务逐渐形成了政府重视度高、民众认知和参与度较高、服务模式多样化等特点，英国成为了世界临终关怀服务工作的典范。

继英国后，安宁疗护服务在美国、加拿大、澳大利亚、德国、日本、韩国、新加坡等多个国家相继开展。美国于 1971 年在圣克里斯托弗临终关怀院的大力帮助下，借鉴英国模式建立了美国官方认可的临终关怀院——康奈狄哥临终关怀院。1980 年，美国将临终关怀纳入国家医疗保险法案。1991 年美国国会通过了《患者自决法案》（Patient Self-Determination Act）。加拿大于 1974 年建立了第一家临终关怀医院——圣博尼费斯医院（St. Boniface Hospital）。在亚洲，日本是开展安宁疗护服务最早的国家之一。1981 年日本最早的安宁疗护医院——圣立三方医院在浜松成立。目前，日本的安宁疗护形式包括独立型、病院型、指导型和家庭型四种，主要着眼于家庭型居家照护。

### （三）中国安宁疗护的起源

我国最早的养老机构始于夏，后来逐步发展，在唐代时形成了比较系统、完善的养老制度。唐代在长安设立“悲田院”，北宋在汴京设立“福田院”，元朝在全国各地设立“济众院”，清朝康熙年间在北京设立“普济堂”，这些养老机构收容体弱多病、无生存能力的老年人，给予他们基本的生活补给，还为孤寡老人提供临终照顾和殡葬服务，具有养老和送终的功能，其中的临终关怀理念显而易见，因此均属于临终关怀院的雏形。

### （四）中国安宁疗护的发展

1988 年 7 月，天津医学院（现天津医科大学）在黄天中博士的资助下，由崔以泰教授主持成立了中国第一个临终关怀研究机构。崔以泰主任被誉为“中国临终关怀之父”。1988 年 10 月，上海成立了我国第一所临终关怀医院——南汇护理院（现为上海浦东新区老年医院）。这些都标志着我国已跻身于世界临终关怀研究与实践的行列。

1992 年 5 月，天津医学院与美国东西方死亡教育学会在天津联合举办“首届东西方临终关怀国际研讨会”。同年，临终关怀病院——北京松堂医院正式创立。2006 年 4 月，中国生命关怀协会在人民大会堂宣告成立，协会的成立标志着中国临终关怀事业迈出了历史性的一步，是中国临终关怀事业的里程碑。2010 年 5 月，北京老年医院设立临终关怀病区，正式将临终关怀服务纳入到老年医学服务模式。2012 年 1 月 11 日，在上海市十三届人大五次会议上的政府工作报告中明确把开展社区临终关怀服务作为政府工作目标和任务。2015 年，中国生命关怀协会人文护理分会成立，与此同时，中华护理学会成立安宁疗护学组，同年 9 月中国老年保健医学研究会缓和医疗分会成立。这些事件标志着我国的安宁疗护事业进入一个崭新的发展阶段。

2016 年，中共中央国务院印发《“健康中国 2030”规划纲要》，其中明确提出：“要实现从胎儿到生命终点的全程健康服务和健康保障。”同年，全国政协第 49 次双周协商座谈会在北京召开，会议由全国政协主席俞正声主持，其主题为“推进安宁疗护工作”。2017 年，中国卫计委颁发《安宁疗护实践指南（试行）》及《安宁疗护中心基本标准和管理规范（试行）》文件，并先后于 2017 年和 2019 年启动第一批和第二批安宁疗护试点工作。

综上所述，我国安宁疗护事业已取得了一定发展，但仍有很大阻碍因素，如受医保系统不完善、政策制度不成熟、民众认知度不高、安宁疗护服务人员缺乏等因素制约。目前我国老龄化问题十分突出，相对于安宁疗护体系比较完善的发达国家来说，中国安宁疗护发展依然缓慢。近些年来，中国人口老龄化问题日益严重，而随着经济文化水平的快速发展，人们对于优死的愿望更加强烈，我国老龄人口基数大，需求也相应增加，因此，老年安宁疗护事业的发展任重道远。

## 第二节　老年安宁疗护服务

### 一、老年安宁疗护服务对象

老年安宁疗护服务对象为经医疗机构判定患者处于疾病终末期，结合考虑当时疾病状态的中位生存期不足 6 个月的老年患者，包括以下人群：肿瘤晚期、患方拒绝继续肿瘤治愈性治疗且有不适症状；患非癌症终末期疾病，如心血管疾病、脑血管疾病、慢性阻塞性肺病、肾衰竭、肝硬化、阿尔茨海默病和其他痴呆症、多发性硬化症、帕金森病、艾滋病、类风湿性关节炎、糖尿病等人群；患有其他严重疾病，继续治愈性诊疗的风险和痛苦明显大于受益，不能承受并明确表示拒绝治愈性诊疗的人群；身体功能障碍、高龄衰竭老人等，脏器功能严重障碍且无法通过治疗改善，生活质量低下处于痛苦状态，身体状况处于衰竭进程，患方拒绝继续常规医疗诊治流程，寻求减轻痛苦的医疗帮助。

## 二、老年安宁疗护服务原则

### （一）尊重生命

生命可贵，要尊重患者生命，尊重患者尊严。医护人员要理解生命真正的价值和意义，尽可能去满足老年患者的需求，维持患者生命质量，使患者不留遗憾。

### （二）视死亡为正常的过程

生命是有限度的，生老病死是人类必然经历的过程。安宁疗护团队人员要对死亡有正确认识，尊重生命自然规律，并正确对老年患者及其家属进行死亡教育，使患者有尊严地走完人生最后一程。

### （三）既不加速也不延缓死亡

安宁疗护治疗措施能够缓解老年患者痛苦的生理、心理症状，增强舒适感，改善其生存质量。既不放弃所有治疗措施来加速死亡，也不实施针对原发病的治愈性措施来延缓生命长度，从而使患者自然死亡。

### （四）减轻疼痛和其他痛苦的症状

在生命终末期，护理重点是要最大限度保证患者的舒适感，其中疼痛症状在老年患者中较为常见，要积极给予干预措施减缓其疼痛。

### （五）关注心理和精神的需求

老年患者一般饱受心理和精神折磨，给自身带来极大痛苦，服务团队要多了解患者心理精神状况，同时给予相应的心理和精神支持。

### （六）提供支持系统

提供一个支持系统以帮助患者在死亡前尽可能积极地生活，医护人员和家属要积极提供精神支持，多陪伴老人、疏导老人不良情绪，成为老人的精神支柱和寄托，使老人最终可以坦然平静地接受死亡。提供一个支持系统以帮助家属应对患者整个疾病过程以及他们在丧亲后的悲伤。丧亲之痛会对老年患者家属造成极大打击，安宁疗护服务团队要进行哀伤辅导，给予患者家属更多的精神支持，耐心倾听家属感情的宣泄，鼓励患者家属开始新的生活。

## 三、老年安宁疗护服务内容

### （一）安宁疗护服务团队组成

安宁疗护体系需要多学科、多专业人员共同协作，一个完整的、全面的、富有专业素养的安宁疗护团队是成功开展安宁疗护工作的前提，也是确保安宁疗护正确发展的关键因素。团队的工作能力与水平、相处模式与交流方式直接影响患者的治疗效果、家属的接受程度和心理准备范围以及程度。团队主要包括医护人员、社会志愿者、营养咨询师等。医护人员负责临终患者的病情调查、症状控制、生理需求的满足以及家属对患者病情的了解，并提供个性化的照护和指导；社会志愿者负责患者与患者家属的心理疏导和必要的人文关怀；营养师和院内医护人员共同决定患者身体的营养状况，依据患者的个人习惯和宗教信仰提供营养补充方式。在多学科协作模式中，护士拥有着主导权利，其中护士长负责调配多学科团队人员的具体工作，并不定时监控安宁疗护的实施质量，收集问题和数据，以便及时调整护理模式和护理重点。

### （二）老年安宁疗护服务实践内容

（1）常见症状护理：包括疼痛、呼吸困难、咳嗽、咳痰等症状的护理。

（2）舒适护理：主要包括环境管理、营养护理、清洁护理、管道护理、体位管理、安全管理等。

（3）心理照护：主要是对老年患者及家属产生的不安、恐惧、悲伤等心理状态进行疏导和护理。

（4）精神照护：主要是对老年患者及其家属产生的焦虑症等精神问题进行干预，并提供精神上的支持帮助。

（5）社会支持：主要是为生命末期老年人提供医疗机构的专业照护、经济支持、社会保障等。

（6）家庭照护：主要是了解老年患者家庭照护的需求，为家属提供哀伤辅导等。

（7）濒死期照护：包括对濒死患者的护理和遗体护理。

# 第三节　老年安宁疗护护理人员

## 一、老年安宁疗护护理人员角色和定位

### （一）护理人员角色

1. 专业照护者

安宁疗护护士的首要角色是临终患者的专业照护者，既要扮演好护士的多重角色，

也要体现安宁疗护护理特色。

针对老年患者的生理状况和需求，护士应利用专业技能进行护理。临终老年患者常见的症状较多，例如疼痛、昏迷、大出血、呼吸困难、尿失禁、腹泻、便秘等，护理人员应积极观察患者病情变化并及时向医生报告，积极采取措施，保证护理工作的各个流程更完善。

在心理和精神护理方面，护士应该与老年患者建立相互信任的关系，引导患者面对和接受疾病状况，帮助患者良好应对疾病，坦然面对死亡，使其平和地度过人生最后阶段，让其平静、无痛苦、有尊严地离世。

在社会支持方面，护士应根据老年患者的需要，积极调动社会资源，给患者提供专业上、经济上或是社会保障上的帮助和支持，同时，鼓励患者积极寻求身边可利用的社会支持网络。此外，护士也为患者的家属提供服务。在患者家属照护过程中，护士鼓励家属参与患者的诊治过程，指导其家属如何对患者实施最佳照护，鼓励家属给予患者有效的社会支持。

2. 协调联络者

安宁疗护服务由包括医生、护士等在内的多学科照护团队提供，团队各成员均以临终患者及家属为中心，从各自专业角度出发，以解决他们的健康问题及需求为目的展开照护计划。护士在护理工作中起到帮助老年患者和家属联络以及患者或家属与照护团队联络的作用，根据临终患者及家属的护理问题及需求，与其他成员进行信息交流、咨询并反馈信息，制订最佳护理措施，同时，护士也可根据自己的知识和经验给其他成员提供专业建议。另外，护士是照护团队的协调者，在团队中协调不同专业的人员，来发挥各自的专业技能从而充分发挥多学科照护团队的作用。

3. 教育者

在疾病治疗与护理方面，护士需对老年患者及其家属进行疾病护理方面的健康指导，如用药指导、饮食指导、运动指导等，改变老年患者的生活方式，提高老年患者的治疗依从性，减轻患者的不适感和痛苦，也可通过提升患者及家属疾病相关知识了解度，减轻他们由于知识缺乏引起的恐惧及焦虑情绪。

另外，死亡是安宁疗护最终要面对的问题，因此死亡教育至关重要。护士应对死亡有较深刻的认识，明确死亡的哲学意义，对临终的含义和概念有清晰的认知。在尊重老年患者及其家属的前提下，护士应根据老年患者对死亡的态度，和患者或者家属谈论生死相关的话题，来对他们进行死亡教育，灌输安详而逝的理念，从而来增强其承受死亡的能力，让患者及家属正确地看待死亡，减少他们的不良情绪。老年患者大多受传统观念的影响，对死亡和安宁疗护服务认识较浅，需要护理人员更耐心地解释与教育，可以通过一些视频或者图片辅助，使老年患者更为直观地理解相关内容。

4. 宣传推动者

在中国，人们受国家传统文化中喜生恶死的传统生死观和传统孝道文化的影响较深，对于死亡抱有恐惧与逃避的心态。因此，对于老年患者这一群体，更应注重死亡教育的宣传，提高老年患者的接受度，提升社会认同水平。作为与患者及其家属接触最多的照护人员，护士充当着重要的安宁疗护公众宣传者角色，同时也是安宁疗护事业发展的推动者。

在当今信息化时代，可利用微信、微博、电视及各类应用程序（App）等新型社会媒体形式，也可借助中华护理学会等国家级社会组织网络、媒体等宣传平台，通过录制视频、推送科普文章、发放宣传册等形式来开展全民生死教育，引导民众树立正确的死亡观，不恐惧、不逃避、乐观面对，提高生命质量和意义，树立正确的孝道观、生死观；普及安宁疗护相关知识，增强民众对安宁疗护的认识，鼓励终末期患者接受安宁疗护服务，做到患者有尊严、无痛苦，家属有慰藉、无遗憾，让生死两相安。

## 二、老年安宁疗护护理人员核心能力

### （一）症状管理能力

症状管理是安宁疗护的关键。安宁疗护护理人员首先应能够正确、有效地使用评估工具评估老年患者状况，并能熟知常见症状对应的治疗方法，从而可以根据患者症状及时采取对应的处理和预防措施。

在常见症状的护理中，处理老年人的疼痛症状尤为重要。护理人员应做到及时发现患者的疼痛症状，并能够使用正确的疼痛评估方式与工具，根据患者情况作出或者调整相应的护理计划；要知晓常用药的不良反应、药物的相互作用等，正确使用药物，对老年患者使用的药物止痛途径应以无创且产生不良反应少的方式为主，对伴有疼痛的癌症老年患者，可按照世界卫生组织制定的三阶梯止痛疗法减轻老年患者的痛苦；同时为老年患者提供合适的非药物治疗方式，注重对老年患者的情绪安抚。

### （二）沟通能力

沟通应贯穿在安宁疗护整个过程中，沟通包括医患沟通和团队成员间的沟通。

1. 护士与患者及其家属的沟通是护士工作中的关键环节

医患有效沟通不仅可以更好地化解矛盾，还可以增加医患之间的信任度，促进医患和谐，主要包括以下几个方面。

（1）信息提供：一方面，护士为患者和家属提供他们需要了解的疾病和治疗信息，包括预计生存期，疾病治愈可能性等，满足他们的信息需求，明确患者及其家属对疾病的理解；另一方面，护士通过对家属宣教，帮助他们更好地扮演照护者角色。

（2）重病沟通：在照护临终患者的过程中包括告知坏消息、治疗决策、患者和家属情绪安抚、患者未了心愿的沟通，临终地点选择，死亡捐赠等方面。

*2. 在多学科团队中的沟通也同样重要*

主要包括根据患者提供的信息在团队里进行沟通；在管理患者的过程中当医患出现冲突时进行解决和沟通。

在沟通中要注意：由于老年临终患者对自己病情拥有知情权，告知患者病情时，医务人员需要以一个合理的方式告知患者病情，可以通过倾听患者的故事了解他的社会地位、生活经历等，并根据获得的信息对患者进行评估，同时与家属交流，在尊重家属意愿的前提下选择一个告知老年患者病情的最佳时机和最佳方式。沟通过程中要注意沟通技巧，注意表达的方式。

### （三）团队合作能力

多学科合作是安宁疗护的特色之一。护士作为安宁疗护团队的核心成员之一，需要具备良好的团队合作能力。首先，护理人员要意识到团队合作的必要性，需认可团队成员的专业能力和贡献。安宁疗护团队人员应一起评估患者及其家属情况，并制订患者、家属和安宁疗护团队一致认同的治疗计划并合作实施。护理人员应扮演好协调者和联络者的角色，维护团队成员的有效合作，解决合作中出现的问题。

### （四）人文关怀能力

关怀是护理的核心，其目的是帮助患者达到生理、心理及社会文化健康。护理人员具备较高的关怀能力有助于其在临床实践中主动为老年患者实施关怀，从而增强其疾病治疗的依从性，并提高其对护理服务的满意度。安宁疗护护士需要具备“四心一尊重”的人文关怀能力，即爱心、耐心、细心、同理心和对患者和家属的尊重。由于老年人思维和理解力会较迟钝，心理也较脆弱敏感，因此，在护理老年患者时更要注重人文关怀能力。针对老年患者的问题或者需求，要耐心倾听，仔细回应并解决，同时，应善于观察老年患者的情绪变化，要及时干预，减轻患者的恐惧或者不安感。对待患者要有共情能力，学会换位思考，去理解患者情绪。另外，护士应遵循伦理原则和规范，遵循患者和家属的意愿，满足患者的知情同意权。

同时，护理人员也要有自我关怀和照护的能力。由于安宁疗护护士一直面对临终的老年患者及其家属，接受的负面情绪较多，潜移默化地影响了护士的心态，所以要保持积极乐观的心态，能够接受患者的死亡和消极情绪；具备强大的心理承受力，能够及时调整自己的情绪波动，要“同理而不痛苦，给予而不枯竭”。同时，还要承认自身的局限性，避免出现自我否定等消极态度。

**（五）心理照护能力**

1. 评估能力

安宁疗护护士要具备准确评估老年患者及其家属的心理状况的能力，通过对患者 5 个时期心理特点的分析，护理人员需对每位老年患者的情绪波动保持高度敏感性，并针对他们的心理状态采取相应的情绪疏导和抚慰关怀。评估其是否出现痛苦、哀伤、焦虑、恐惧、沮丧等情绪，并及时给予心理安慰和疏导，可以通过陪伴老人聊天、看书等方式缓解老人不良情绪。

2. 哀伤辅导

哀伤辅导是指通过对丧亲者的哀伤进行评估，并根据其哀伤情况给予相应的干预措施，防止其情绪向严重哀伤演变的工作。临终患者家属也是安宁疗护照护对象，对他们的支持和哀伤辅导也是安宁疗护护士应尽的责任。家属由于即将失去亲人而哀痛和悲伤，护理人员要以同理心对待家属，倾听其述说，感受悲伤，鼓励宣泄情绪，根据患者家属的意愿为其提供帮助，帮助其顺利渡过悲伤期，回归到正常的生活。

**（六）社会支持能力**

临终关怀社会服务的对象包括老年患者及其家属，内容包括临终机构在照护中对老年患者的社会支持，主要是对患者提供安宁疗护专业服务、经济支持和社会保障等。也包括老年患者去世一年内对其家属提供的居丧照护。

**（七）健康教育能力**

要根据老年患者群体的特点，耐心及时地对老年患者及其家属进行疾病护理方面的健康指导和死亡教育，鼓励并指导患者及其家属参与到安宁疗护护理计划的制订中。另外，也包括对公众的教育，主要是对公众的死亡教育和安宁疗护内容的教育，从而引导大众正确看待死亡和安宁疗护，提高大众认知度。

**（八）科学研究能力**

专业学科的发展离不开科研创新及临床实践。护士作为安宁疗护实践的主要实施者，与服务对象接触最为紧密，可根据临终患者和家属在治疗及康复过程中需要解决的问题及需求展开科学研究，为患者及家属提供最佳循证实践。护理人员应积极参与护理科研培训和相关课题研究，关注安宁疗护前沿发展，开展安宁疗护科研工作，从而推动这项事业的发展。

（封桂英　李　松）

# 第二章　老年安宁疗护中的伦理与法律

## 学习目标

1. 了解老年安宁疗护面临的伦理困境与法律问题。

2. 描述老年安宁疗护中的伦理原则。

3. 掌握老年安宁疗护相关的法律政策。

4. 运用本章知识，在实际工作中恪守伦理准则，坚守法律底线，保护患者和医务人员。

5. 树立正确的伦理道德观念。

## 导入案例与思考

赵大爷，76 岁，高中文化程度，肺癌晚期。由配偶和子女送入安宁疗护病房。患者进入病房前已对后事有所安排。入院两周后，患者陷入持续昏迷的状态，持续使用升压药物维持血压。患者在夜间短暂清醒时向护士和医生表示不愿再维持生命，希望早点死。医生向患者的家属表明情况后，家属陷入犹豫。

（1）此案例中护士应遵循的安宁疗护伦理原则是什么？

（2）请分别从尊重自主原则、不伤害原则、有利原则和人道主义原则讨论护士和医生的行为会对患者和家属产生怎样的影响。

安宁疗护的从业人员除了要具备专业的知识与技能外，还需要增强法律意识与伦理观念、遵循基本伦理原则、遵守法律规范、尊重患者的人权（主要包括生命权、身体权、健康权、自主权）、保证患者的生命健康，同时也要保障自身的权利，从而保证老年安宁疗护服务的顺利进行。

我国安宁疗护工作起步晚、发展慢，尤其受中国传统生死观、孝道观等传统伦理观念的影响，老年人的安宁疗护工作常陷入伦理困境。同时，安宁疗护的相关法律制定受到相应阻碍，一些涉及伦理问题的相关法律依然存在未制定或规定不明确等问题。

国外安宁疗护工作起步早、发展较快，在临终关怀走向公众的过程中，虽然国外民众对死亡也存有畏惧和抵触心理，但并没有我国这种与传统观念激烈冲突的情况，他们更重视老年的个性需求和生命质量，因此公众接受度比较高，加之政府和社会的支持，资金和社会福利比较充足，相关法律制度也较完善，所以发展较为顺利。

## 第一节　老年安宁疗护中常见的伦理困境与伦理原则

### 一、伦理困境

#### （一）传统生死观念的伦理困境

老年安宁疗护中不可避免要面对生与死的问题，在中国传统观念中人们主要从“生”的视角来探讨死亡，重视生命的延续，将死亡视为“不吉利”的事情，人们面对死亡时充满恐惧，采用回避的态度对待关于“死亡”的话题。人们不想了解死亡、直面死亡、与死亡达成和解。所以，在生命末期人们常选择过度医疗，往往造成只注重生命长度，忽视了生命质量的情况。安宁疗护的理念与传统的生死观念在一定程度上存在冲突。安宁疗护服务的理念是不进行过度医疗，而是侧重于科学的心理关怀和精湛的护理手段，最大限度减轻患者的疼痛，提升患者生命质量，让他们平静有尊严地离开人世，让患者死而无憾。

#### （二）病情告知的伦理困境

医护人员对罹患恶性肿瘤的老年临终患者是否进行病情告知，时常会难以抉择。根据知情同意原则，医护人员应当向患者清晰地交代病情进展、疾病诊断和治疗方案以及预后等方面的信息，为患者行使自主权提供基础。但在面临病情告知的选择时，人们会思考如果告知了病情后患者无法承受打击该怎么办？家属不同意告知患者病情的话，医务人员该怎么做？老年临终患者心理非常脆弱，作为其监护人和代理人的子女为了避免对患者的心理造成打击，在实际临床情境中常出于保护的目的而选择对患者隐瞒病情。这种出于善意的隐瞒在一定程度上可能对患者有益处，但同时也违反了尊重的原则，阻碍了患者自主权的行使。

#### （三）传统孝道的伦理困境

中华民族的传统文化从某种意义上来说是以“孝”为核心的文化，其核心在于遵守孝道原则以及行孝道。孝道作为一种道德行为规范会直接影响人们的行为，当人们违背这一准则便会内心不安以及遭受社会舆论的谴责。中华民族传统的孝道思想使得部分老年临终患者的家属在面对患者生命即将终结的情况时，为了尽孝道，选择不惜一切代价对患者进行救治以延续患者的生命，多数人认为投入大量的时间和金钱延长患者的生命就是“孝”的体现，若接受安宁疗护就是“放弃治疗”“等死”，为“不孝”的体现。他们却未意识到这种做法是否违背了患者本身的需求和意愿。然而事实上，“孝”是对长辈意愿的顺从、对其自主权的尊重，听取和尊重患者本人的意愿和需求才是真正的孝道。

**（四）生前预嘱的伦理困境**

生前预嘱是指患者在健康或者意识清楚时签署的，说明在不可治愈的伤病末期或临终时接受或不接受某种医疗护理的指示性文件。生前预嘱不同于遗嘱，其在患者生前即开始生效。生前预嘱的推行能够让患者表达自己的想法，可以加强患者、家属和医务人员之间对于病情、治疗意愿的沟通与理解，使患者的自主权得以实现，同时减少患者不必要的痛苦和家庭负担。生前预嘱倡导有尊严且遵从患者个人意愿的自然死亡“优逝”理念，但与中国生命伦理、传统家庭孝道伦理、医学救治伦理存在冲突。

在中国传统生死观的影响下，中国人逐渐形成了一种向往生而忌讳死的传统。患者和家属更多强调“生”的方面，而生前预嘱需要患者和家属直接深入探讨死亡，决定在生命末期是否接受维持生命的治疗。这对患者和家属的冲击很大，往往导致其不愿谈及生前预嘱相关内容。

“孝居百行之先”，受中国传统孝道文化的影响，患者子女如果不倾尽所有治疗身患重疾的长辈，往往被视为不孝，他们只在意了“孝”的表象，并没有考虑到患者本人的意愿和诉求，忽视了患者生命质量和尊严的提升。但是若选择了尊重患者的生前预嘱的意愿，患者家属很可能需要同时承受道德的谴责与舆论的压力。

传统医学观念强调即使患者病入膏肓，作为医者，不能放弃患者，依然尽最大的能力去抢救患者，尽可能延长患者哪怕一分钟的生命，不管这种生命是否有意义。在这种观念下，生前预嘱有悖于医生救死扶伤的天职，被认为是不尊重生命的体现，是不道德的。

**（五）安乐死的伦理困境**

现代意义上的安乐死是指那些在目前医学条件下患有不治之症、濒临死亡且非常痛苦的患者，其本人或家属委托医生使用药物或其他方式，尽可能在无痛苦状态下结束生命的一种死亡处置方式。对于安乐死，在伦理层面上常有两种呼声：第一，从反对安乐死的视角来说，西方文化认为身体才是生命的主宰，任何人都没有决定生命去留的权利。医学的目的是消除疾病的痛苦，挽救人的生命，而安乐死的做法违背了这一初衷和目的。安乐死侵犯了人的生存权利、违背了医学伦理学的基本原则，易使医务人员道德滑坡。第二，从支持安乐死的角度来说，一方面，安乐死帮助临终患者从痛苦中解脱，缓解了家庭心理和经济上的负担，有利于节约社会公共卫生资源；另一方面，支持安乐死的人群认为选择死亡是人类自己的权利。但需要注意的是安宁疗护不同于安乐死。安宁疗护不加速死亡，也不推迟死亡，但可以帮助生命画下完美的句点，让患者有尊严地走完人生最后旅程，使得生死两相安。

## 二、伦理原则

### （一）人道主义原则

人道主义原则提倡关心人、尊重人，以人为中心的世界观。在安宁疗护中人道主义原则更加强调的是关注临终患者对生命的珍视和渴望，对受到病痛折磨的患者给予同情和关心，尽可能帮助患者减轻痛苦、维持舒适。安宁疗护要以患者为中心，以满足患者的需求为宗旨。最终的目的是让患者最后生命阶段的生活更加舒适、有尊严。其在临床实践中体现在具体的诊疗和照护过程中，如与患者沟通时语言要通俗易懂，态度要平易近人；为患者开具检查和制订治疗方案时要从患者的需求和实际利益出发，高度负责；在照护中要关心、爱护、体贴患者，尽可能满足患者的需求。

### （二）尊重与自主原则

尊重是医护与患者建立关系的必要条件，它是指要尊重患者及其所作出的理性决定，要尊重患者的人格、尊严，尊重患者自主作出选择与决定的权利，尊重患者的隐私权。自主原则是指尊重患者自己作决定的原则，让患者决定自己所接受的治疗以及自己以何种方式度过人生最后阶段。遵循自主原则实质上是对临终患者自主权的尊重，自主原则要求医护人员在进行医疗和护理工作之前务必向患者解释清楚医疗活动的目的、意义、过程以及可能的结果，由患者决定是否接受如此的治疗与照护。患者的自主选择必须是在患者神志清楚、情绪稳定的条件下进行的，在临终患者还能够自主作决定的时候，医务人员要把患者的权利放在第一位，尊重患者的选择。若临终患者的身体状况已经不允许患者自己作出决定，医护人员应当协助患者的法定代理人代表患者作决定。

### （三）有利原则

有利原则是指医护人员把患者的健康利益置于首位并作为衡量治疗与照护行为的标准，以保护患者的利益、促进患者的健康、增强患者的幸福感为目标。有利原则又称为行善原则，行善原则包括仁慈、善良等行为，简单而言就是要做好事、做善良的人，要善待生命、善待患者、善待社会。有利原则首先要保证的是准确，医务人员在作出任何的诊断、治疗决策时一定要严谨、审慎；其次是有效，在确定临终患者的需求之后，要根据其需求给出最有效的治疗方案，而这一方案要适宜患者的身体、心理以及经济等各方面因素；最后就是择优，此时的择优是选择出最适合的治疗与照护方案，要全面考虑疗效、安全性、痛苦程度和经济性。

### （四）不伤害原则

不伤害是指在整个诊疗和照护的过程中不让患者的身体和心理受到伤害。不伤害原则代表的是安宁疗护应遵守的道德底线。不伤害原则的实行内容主要是：一方面，减轻患者精神上的负担；另一方面，采取各种姑息性的治疗手段尽量减少患者的痛苦。但需要注意的是，医学中的不伤害是具有相对性的。某些医疗技术与照护在为患者带来益处的同时也会相应对患者造成一定的伤害。在诊疗与照护活动中医护人员要做到的是在一切行动中权衡给患者带来的利益与伤害，尽力让患者受到最低程度伤害的同时获得最大的益处。在具体的照护实践中，要求医务人员不能有伤害患者的动机和意图，凡事要首先考虑是否对患者有害再考虑其有利的方面。

### （五）公平公正原则

医学中的公平与公正原则体现在医疗资源的使用和分配上，每一个社会成员都应该平等地享受和使用基本医疗资源，并对卫生资源的使用和分配具有参与决定的权利，即具有同样医疗需要以及同等社会贡献和条件的患者应得到同样的医疗待遇。在安宁疗护中，要做到服务性和内容两个层面的公平与公正，对每一个临终患者都给予相同的照料，也要根据患者需求的不同进行不同的护理。

### （六）知情同意原则

知情同意最能够体现对患者自主权的尊重，是患者自主权的具体表现形式。在安宁疗护服务中知情同意原则是指患者与医护人员之间或患者的家属与医护人员之间对患者的病情进展及预后情况、治疗方案等方面的需求和信息等进行充分的沟通，让患者及其家属知晓情况并经过理性的思考与协商作出选择。而医护人员应当对他们的选择给予足够的重视和考量并给予回应。恪守知情同意原则能够把生命最后阶段的主动权交回患者手中，将患者的获益最大化、伤害最小化。

# 第二节　老年安宁疗护中常见的法律问题

## 一、老年安宁疗护相关的法规政策

安宁疗护服务的推广需要法律制度和国家政策的约束与保障，近年来国家已相继发布多项相关政策助力安宁疗护的推广与实施，但目前尚未出台针对安宁疗护的法律文件，相关法律制度尚不完善。

## （一）安宁疗护相关政策

1.《智慧健康养老产业发展行动计划（2021—2025年）》

2021年10月20日，工业和信息化部、民政部、国家卫生健康委共同发布《智慧健康养老产业发展行动计划（2021—2025年）》。该计划提出，要依托互联网平台、手机应用程序App等，建设预防、医疗、康复、护理、安宁疗护等相衔接的覆盖全生命周期的智慧健康服务体系，推动优质健康医疗资源下沉，提升人民群众的健康素养及健康管理能力。

2.《中共中央、国务院关于加强新时代老龄工作的意见》

2021年11月18日，中共中央、国务院通过了《中共中央、国务院关于加强新时代老龄工作的意见》。该意见提出，要坚持以人民为中心，将老龄事业发展纳入统筹推进"五位一体"总体布局和协调推进"四个全面"战略布局，实施积极应对人口老龄化的国家战略。强调要完善老年人健康支撑体系，稳步扩大安宁疗护试点。稳妥推进长期护理保险制度试点，指导地方重点围绕进一步明确参保和保障范围、持续健全多元筹资机制、完善科学合理的待遇政策、健全待遇支付等相关标准及管理办法、创新管理和服务机制等方面，加大探索力度，完善现有试点，积极探索建立适合我国国情的长期护理保险制度。

3.《"十四五"民政事业发展规划》

2021年6月18日，民政部、国家发展和改革委员会发布了《"十四五"民政事业发展规划》。该规划部署了优化居家社区机构养老服务网络、壮大养老服务产业、加强养老服务人才队伍建设、提升综合监管水平等方面任务。其中优化居家社区机构养老服务网络方面提出，推动社区养老服务设施与社区卫生服务站、护理站或其他医疗设施邻近设置。有条件的养老机构可按相关规定申请开办康复医院、护理院、中医医院、安宁疗护等机构。健全养老机构与医疗卫生机构合作机制，推动医疗卫生机构为养老机构开通就诊绿色通道。

4.《北京市"十四五"时期老龄事业发展规划》

2021年11月26日，北京市老龄工作委员会发布了《北京市"十四五"时期老龄事业发展规划》。该规划指出，要加强长期照护与安宁疗护。补齐长期照护短板，探索从居家、社区到专业机构的失能老年人长期照护服务模式。扩大安宁疗护服务供给，鼓励医疗机构开设安宁疗护科和安宁疗护病区，推动社区卫生服务中心、医养结合机构开展安宁疗护服务，完善安宁疗护价格政策，推进安宁疗护规范化发展。加强养老服务与医疗服务结合。增加医养结合服务供给，统筹养老与医疗服务资源，鼓励医疗卫生机构、养老机构以多种形式开展合作，提供多样化、多层次的医养结合服务。积极引导医疗卫生机构、养老机构等各类服务主体开办康复医院、护理院、安宁疗护机构等。

### （二）老年人安宁疗护相关的法律规定

1.《基本医疗卫生与健康促进法》

2020 年 6 月 1 日起开始实施的《基本医疗卫生与健康促进法》将安宁疗护写进了法律，该法第三十六条第一款规定：“各级各类医疗卫生机构应当分工合作，为公民提供预防、保健、治疗、护理、康复、安宁疗护等全方位全周期的医疗卫生服务。”

2.《中华人民共和国老年人权益保障法》

《中华人民共和国老年人权益保障法》第五十条也明确体现了国家对老年人安宁疗护事业的支持：“各级人民政府和有关部门应当将老年医疗卫生服务纳入城乡医疗卫生服务规划，将老年人健康管理和常见病预防等纳入国家基本公共卫生服务项目。鼓励为老年人提供保健、护理、临终关怀等服务。国家鼓励医疗机构开设针对老年病的专科或者门诊。医疗卫生机构应当开展老年人的健康服务和疾病防治工作。”

### （三）保护老年人权益的相关法律条例

为了保障老年人合法权益，发展老龄事业，国家于 2012 年 12 月 28 日依据宪法修订通过《中华人民共和国老年人权益保障法》。《中华人民共和国老年人权益保障法》是保障老年人权益的重要法规，从家庭赡养与扶养、社会保障、社会服务、社会优待、老年人宜居环境、老年人的社会参与等方面对老年人权益保障提供法律依据。

1.《中华人民共和国老年人权益保障法》体现了国家对于老年民生的关注，为老年人权益的保证提供了法律依据，为老年服务体系的建设提供方向和指导

“第四条　积极应对人口老龄化是国家的一项长期战略任务。国家和社会应当采取措施，健全保障老年人权益的各项制度，逐步改善保障老年人生活、健康、安全以及参与社会发展的条件，实现老有所养、老有所医、老有所为、老有所学、老有所乐。”

“第五条　国家建立多层次的社会保障体系，逐步提高对老年人的保障水平。国家建立和完善以居家为基础、社区为依托、机构为支撑的社会养老服务体系。倡导全社会优待老年人。”

“第七条　保障老年人合法权益是全社会的共同责任。国家机关、社会团体、企业事业单位和其他组织应当按照各自职责，做好老年人权益保障工作。基层群众性自治组织和依法设立的老年人组织应当反映老年人的要求，维护老年人合法权益，为老年人服务。提倡、鼓励义务为老年人服务。”

“第八条　国家进行人口老龄化国情教育，增强全社会积极应对人口老龄化意识。全社会应当广泛开展敬老、养老、助老宣传教育活动，树立尊重、关心、帮助老年人的社会风尚。”

2.《中华人民共和国老年人权益保障法》体现了国家对老年保健的高度重视，保障了老年人的基本就医权利，为老年人的就医提供政策性的指导，提升老年人在就医过程中的优待水平

“第二十九条　国家通过基本医疗保险制度，保障老年人的基本医疗需要。享受最低生活保障的老年人和符合条件的低收入家庭中的老年人参加新型农村合作医疗和城镇居民基本医疗保险所需个人缴费部分，由政府给予补贴。有关部门制定医疗保险办法，应当对老年人给予照顾。”

“第五十四条　各级人民政府和有关部门应当为老年人及时、便利地领取养老金、结算医疗费和享受其他物质帮助提供条件。”

“第五十七条　医疗机构应当为老年人就医提供方便，对老年人就医予以优先。有条件的地方，可以为老年人设立家庭病床，开展巡回医疗、护理、康复、免费体检等服务。”

3.《中华人民共和国老年人权益保障法》肯定了老年健康服务体系中机构养老的重要地位，同时也对机构养老的发展、管理提出了法律层面的要求

“第四十一条　政府投资兴办的养老机构，应当优先保障经济困难的孤寡、失能、高龄等老年人的服务需求。”

“第四十二条　国务院有关部门制定养老服务设施建设、养老服务质量和养老服务职业等标准，建立健全养老机构分类管理和养老服务评估制度。各级人民政府应当规范养老服务收费项目和标准，加强监督和管理。”

“第四十三条　设立公益性养老机构，应当依法办理相应的登记。设立经营性养老机构，应当在市场监督管理部门办理登记。养老机构登记后即可开展服务活动，并向县级以上人民政府民政部门备案。”

## 二、老年安宁疗护中常见的法律问题

### （一）安宁疗护适用对象的界定

安宁疗护照护对象和理念的独特性使得其与“死亡”“临终”等概念紧密相连，使得接受安宁疗护服务对象的界定不仅仅是医学层面的问题。哪些人能够成为安宁疗护的对象、什么人来对此进行诊断都需要法律制度层面的规定。目前较为公认的对接受安宁疗护的临终患者的限定是指那些患有在目前的医学技术水平条件下治愈无望且病情出现不可逆转的恶化，经医生诊断为不可治愈或预期存活时间不满 6 个月，主观上迫切需要安宁疗护服务的人。但关于如何来进行这一诊断，谁来进行这一诊断尚无相关的法律依据。

**（二）安宁疗护服务性质的界定**

安宁疗护服务的工作重点虽然不是治愈疾病，其运用医学相关的照护措施，依然被认定为是医疗行为，不仅对于患者有生活照料的义务，也要承担提供医疗服务的责任。提供安宁疗护服务的机构在进行医疗服务的过程中也应该遵守国家相关法律规定，按照正规的医疗流程提供服务，正确管理和保存医疗、护理记录。

案例：2009 年，北京市一所临终关怀医院内发生了老年患者因压疮而致死亡的案件。2009 年 10 月，患者谭某于北京市某所临终关怀医院入院接受护理，12 月患者因在医院房间内摔倒致骨折而转入其他医院进行治疗，之后患者返回临终关怀医院并发现患者骶尾部出现压疮。2010 年 3 月 7 日，患者谭某因压疮、泌尿系统感染、胃肠道感染，引起心肾功能衰竭而死亡。随后谭某家属将临终关怀医院告上法庭，要求医院承担谭某的死亡责任。院方声称，临终关怀医院中的患者均为终末期患者，院方仅承担患者的生活护理和生命体征监测的工作，不提供医疗服务，对于患者的死亡并无责任。最终经法院审理，认为谭某的死亡与临终关怀医院未提供相应的救治有关，且临终关怀医院在照护过程中未能尽到保管病历的义务导致谭某的病历资料严重缺失影响案件的审理与判决，判决被告临终关怀医院向原告死者家属赔偿 22 万余元人民币。

**（三）行医资质的相关风险问题**

安宁疗护的从业人员应具备相应的专业资质，许多提供安宁疗护服务的“医养结合”机构兼有医疗和养老两种职能，其工作团队中包含专业卫生技术人员、照料日常生活的护理员、后勤人员、行政管理人员、志愿者、社工等。因此“医养结合”不等于“医养混合”，各类人员的职能分工需要进行明确的划定和必要的资质鉴定，若在此方面产生管理疏失，很可能会带来不必要的法律问题甚至危害患者的生命构成非法行医罪。

案例：患者鞠某因脑梗死入院，后病情危重，经抢救无效死亡。法院审理认为，鞠某虽以安宁疗护的方式入住该院，但在抢救治疗过程中，医院实施的行为仍然属于医疗行为。平时负责生活照料的护理员宁某在未取得执业资格的情况下参加了抢救并在护士一栏中签字，违反了相应的诊疗规范。养护中心工作人员参与医疗抢救，并在医院的抢救记录中签字，是严重的资质问题，医院存在过失。考虑到鞠某属于完全不能自理的终末期老人，其死亡结果的发生与其自身疾病的发展有一定关系，适当减轻医院的赔偿责任。

**（四）撤除卫生医疗与有创救治的冲突**

安宁疗护倡导的是在生命的最后阶段不对患者进行延长生命的治疗，而是以患者的舒适为主，控制躯体症状、减少患者的身心痛苦，使患者平静、有尊严地度过最后阶段。不予与撤除卫生医疗是安宁疗护从业人员时常遇到的伦理困境，也因此常产生一些法律纠纷。最常见的就是“不予施行心肺复苏术”，就是指对临终、濒死或无生命征象的患者，不进行气管内插管、体外心脏按压、急救药物注射、心脏电击、人工呼吸等标准急救程序或其他救治行为。

案例：患者陆某某于2009年1月29日晚因突发神志不清、呼之不应，意识丧失，伴有小便失禁，送至上海市普陀区人民医院（以下简称普陀医院）急诊，1月30日入住该院，入院诊断：脑梗死；冠心病，心律失常；高血压病三级；2型糖尿病。入院后予以鼻饲，降颅压、降血压、神经营养、活血化瘀、控制心率、抗感染、支持等治疗。8月，患者右背部及左髋部相继出现压疮。右背部经治疗后好转，左髋部形成感染。2010年1月6日，患者可闻及明显喉鸣音呈箫笛音。耳鼻喉科会诊行喉镜检查显示：双侧声带麻痹。建议气管切开。经家属同意后即行气管切开术。2011年1月4日，患者表现气促，1月5日告知家属患者病情危重，预后不良，若出现呼吸心搏骤停时家属表示自动放弃气管插管、心脏按压等创伤性抢救措施。1月14日晨，普陀医院工作人员查房时发现患者心跳、呼吸停止，对患者进行了胸外按压，当日8时15分宣布患者临床死亡。

2012年3月，患者陆某某家属以普陀医院存在医疗侵权为由诉至原审法院，请求判令普陀医院赔偿损失50000元。原审法院另查明，经法院委托，上海市医学会就普陀医院对陆某某的诊疗过程中是否存在过错，该过错是否构成医疗损害；若构成医疗损害，其人身医疗损害等级和医疗过程的责任程度进行鉴定。

上海市医学会于2012年2月10日作出沪医损鉴〔2012〕005号医疗损害鉴定意见书。该鉴定书的分析说明为：①高龄患者有严重心脑系疾病（冠心病、心律失常、慢性心功能衰竭、脑梗死），合并2型糖尿病，继发肺部感染等多系统疾患，长期慢性消耗体质导致低蛋白血症，且长期卧床，压疮的发生难以避免。②依据现有送鉴病历资料，患者死亡原因为自身病情的日趋重笃，最终多脏器功能衰竭的结果，没有发现医方的诊疗措施（包括气管切开）有违反常规和原则之处。③本病例暴露医方工作中有不够细致的一面，病危告知中已明确约定临终不再进行有创抢救，但没有能够按照既定的协议处置，造成了本可避免之矛盾。④长期住院患者的病情日趋加重，然而医患双方对此沟通不够，对患者发生猝死的预见性强调不足，以致家属没有足够的心理准备。鉴定意见：①本例不属于对患者人身的医疗损害。②普陀医院在医疗活动中存在沟通不足的医疗过错，与患者陆某某的死亡不存在因果关系。

**（五）安乐死的法律问题**

安乐死作为一种帮助临终患者脱离痛苦的手段在安宁疗护的领域中一直是热点话题，其不仅在伦理层面面临质疑，在法律层面更是面临着一系列的挑战和审视。目前为止，全世界范围内只有荷兰和韩国在立法上对安乐死持肯定的态度。中国目前尚未有法律对于安乐死进行明确的规定，相关的法律问题研究也较少。在《刑法》中有“受嘱托杀人”这一概念，是指受到已有自杀意图者的嘱托而直接将他人杀死的行为，而这种受他人请求而杀人的行为在刑法中认为其构成故意杀人罪，但因考虑到受嘱托这一前提只在处罚时适当减刑。安乐死以医学的手段提前终止人的生命，与中国现有的法律规定之间存在冲突。目前中国的安乐死立法工作仍处于一种搁置的状态，这其中除了中国社会文化因素的影响外，还与中国目前的社会文化水平和经济发展水平有关。中国当前的政治、经济、法制状况还不足以为安乐死的实行提供保障。

**（封桂英　郗兰馨）**

# 第三章　老年安宁疗护中的沟通

### 学习目标

1. 解释老年安宁疗护中沟通的目的和意义。
2. 阐述不同情境下老年安宁疗护沟通要点。
3. 分析老年安宁疗护沟通中的各项原则和影响沟通的主要因素。
4. 掌握并灵活运用所学对老年临终患者进行有效沟通。
5. 运用“南丁格尔精神”与濒死期老年患者及家属进行沟通。

### 导入案例与思考

李大爷，78 岁，因周身黄染、腹痛腹胀逐渐加重、消瘦、食欲明显下降收入某三甲医院，入院诊断为肝癌晚期。患者多次询问家属病情，家属很焦虑烦躁，并对是否告诉患者病情很是纠结，责任护士小刘发现了这个情况，及时和患者及家属进行了沟通，多次沟通交流后，患者及家属平静地接受了病情，并积极配合治疗。

（1）责任护士小刘运用了老年安宁疗护沟通中的哪种情境进行沟通？

（2）与老年临终患者沟通的策略和技巧有哪些？

（3）如果你是责任护士，应该给予患者及家属怎样的帮助和指导？

随着社会的不断发展和进步，人们的生活水平和知识水平逐步提升，人均寿命越来越长，人们对疾病的预防、治疗和护理需求也就越来越高。在老年安宁疗护工作中，学习和掌握与老年临终患者及家属沟通交流是护理人员和团队其他成员的必修课。通过有效沟通，可取得老年临终患者及家属的信任，获得全面准确的信息，制订个体化支持疗护措施，满足其整体需求。

## 第一节　老年安宁疗护沟通概述

在老年安宁疗护过程中，沟通是最核心的要素。良好的沟通，对于建立和谐的护理工作环境、发展良好的护患关系、满足老年临终患者及家属的需求、促进护患双方满意度等方面具有十分重要的意义。

## 一、定义

老年安宁疗护的沟通是指护理人员和老年临终患者及其家属、老年临终患者及其家属与社会工作者及志愿者等人与人之间信息交流或传递的过程，包括人与人之间面对面或借助媒介的交流过程。

## 二、目的及意义

老年安宁疗护中的沟通既是一种科学的工作方法，也是一门艺术，是老年安宁疗护工作中的一个重要环节，有重要的目的和意义。

### （一）目的

（1）收集老年临终患者的各种资料，了解其身心状况、社会背景、卫生需求等。

（2）帮助建立一个相互信任、开放性的护患关系，为实现老年安宁疗护创造良好的人际工作环境。

（3）为了治疗或是辅助治疗。建立在有效沟通基础上的良好护患关系，有利于调整老年临终患者的情绪、心态，更好地了解其身心需求，同时也能起到治疗或辅助治疗的作用。

### （二）意义

老年安宁疗护中人际沟通有其特殊的意义，具体如下。

（1）心理慰藉功能：通过老年安宁疗护工作中人际间的沟通，诉说自己的喜怒哀乐。

（2）自我认知功能：通过老年安宁疗护工作中人际间的沟通，了解他人对自己的态度及评价来认识自己。

（3）改变老年安宁疗护知识结构、态度、能力的功能：通过老年安宁疗护工作中人际间交换意见、思想及感觉，增加临终关怀知识结构和认知。

（4）协调功能：通过老年安宁疗护工作中人际间的沟通，将社会伦理传达给服务对象。

（5）亲情关怀功能：通过老年安宁疗护中患者与其家属的沟通，使家属更加了解患者的需求，给予患者更多的关爱，满足患者“爱与被爱”的需求。

（6）信息沟通功能：通过护患及其他的人际沟通，以便获得老年患者身体状况、疾病、社会背景等信息。

## 三、沟通原则

### （一）尊重原则

在人际交往中，我们对所有的人，不管其地位高低贵贱，都应该给予应有的尊重。

尊重别人是人际沟通中最起码的美德，更是老年安宁疗护中建立良好人际关系的基础。渴望受到尊重是每个人的基本心理需求。我们不仅要尊重临终老年人的人格、个性习惯、权力地位、情感兴趣和隐私，还要尊重彼此存在的外显或内在的心理距离，不要轻易地去突破它、破坏它、否则就是对对方的冒犯，势必造成对方的戒备、反感和疏远。因此，尊重就是尊重临终老年人的人格和情感。尊重患者就会获得患者的尊重，在彼此尊重的基础上，双方才能进行友好的沟通。

**（二）不伤害原则**

不伤害原则指在采取医疗护理措施时，无论动机，还是效果，均应避免对老年临终患者造成伤害。步入临终期的老年患者遭受着身心的痛苦折磨，是人生最绝望、最痛苦、最无助的时刻，护理人员一定要真诚地献出爱心，正确运用同理心和共情才能在沟通交流中让老年临终患者感受到护理人员对他的重视、关爱和尊重，本着不伤害原则，建立起信任关系，真正给予老年临终患者有效、有力、有益的帮助和支持。

**（三）有利原则**

有利原则即将有利于患者健康放在首位，并切实为患者谋利益的伦理原则。有利原则具体体现在护士要树立全面的利益观，真诚关心患者的客观利益（止痛、康复、节约费用等）和主观利益（合理的心理需求和正当的社会需求）。

**（四）公正原则**

公正原则指在处理患者之间、患者与社会之间的利益关系时，要做到公平正直、合情合理。公正包括两方面内容：一是人际交往的公正；二是医疗资源分配公正。

## 四、沟通方式

临终的老年患者生命活动即将走向终结，因此有效的沟通可以让老年患者摆脱死亡带来的痛苦和恐惧，体会社会的关爱与温情。其沟通的要点如下。

1. 直面死亡，进行优死教育

与临终老年患者的沟通要点之一是帮助老年患者获得有关死亡的知识，从科学的角度去了解生命过程，建立科学的死亡观，缓解老年患者对死亡的恐惧。

2. 生命回顾

通过生命回顾的方式启发和帮助临终老年患者进行生命的回溯，可以使老年患者及其家属共同怀念难忘的人与事，调节心理平衡，重新体验和挖掘生命的意义。

3. 与临终老年患者家属的交流

临终老年患者家属的情绪会对临终老年患者产生影响，如果家属有消极情绪会增加临终老年患者的心理压力，加重其不良情绪，因此在与临终老年患者沟通的同时，也要加强与其家属的交流，鼓励家属积极参与老年安宁疗护服务中。

## 第二节　常见的沟通情境

成功的护患关系依赖于良好的沟通能力，有效的沟通不仅意味着要向对方清晰地传达信息，也意味着准确地理解对方传递过来的信息。实际上，只有信息传递者和接收者在沟通后能清楚地理解同一信息时，沟通才能算是成功的。沟通是老年安宁疗护中建立良好工作关系的桥梁，能增加患者及家属的满意度，使患者及家属更加了解病情及治疗，提高患者对治疗的依从性。良好的沟通还可以提高护理人员对自己工作的满意度，并降低工作带来的压力。

### 一、告知坏消息

随着医学科学的发展和社会的进步，老年临终患者的知情权越来越受到尊重，病情告知的研讨越来越深入。护理人员应尊重老年临终患者权利，如实向老年临终患者及其家属告知病情，这是护理人员应尽的义务，更是法定责任，但具体实施要注意掌握原则、策略和方法。

#### （一）病情告知原则

美国由癌症专家、全科医师、护理人员、社会学家和宗教人士组成的多学科委员会讨论并通过了一套“将坏消息告诉老年临终患者的原则”。其原则如下。

（1）应选择安静的环境，将诊断或预后告诉老年临终患者。

（2）与老年临终患者进行首次谈话之后，一定要留有足够的时间让老年临终患者思考并提问。

（3）要用简洁诚恳的语言，但又非过于直截了当地告诉老年临终患者真实的诊断。若有条件可给老年临终患者看一些有关该病的简介，并询问老年临终患者还想知道些什么。

（4）鼓励老年临终患者表达真实的感受。

（5）对老年临终患者应富有同情心地表达，讲话时应以同情和鼓励的眼神望着老年临终患者，并辅以体态动作传递同情和爱心。千万不要以电话的方式告知。选择适当场合，给予时间，允许家属表达紧张、震惊、悲痛的情绪及适当的情感发泄。

（6）安排 24 小时内进行第二次谈话。女性老年临终患者如愿与女护理人员交谈，可由老年患者选择谈话人。护理人员此次谈话应比首次谈话更诚实。如系老年临终患者，应适当安排时间，便于料理遗嘱等私事。若老年临终患者沮丧落泪或大声哭叫，应表现出理解和忍让。

### （二）病情告知策略

病情告知是一个人性化、个体化和动态化的互动过程，体现了医务人员对老年临终患者及其家属的人文关怀。但具体实施困难，需要一定的告知策略和技巧。

1993 年世界卫生组织提出了以下病情告知策略。

（1）制订计划。未告知病情前的老年临终患者往往很紧张，带有不确定感、焦虑。应清楚老年临终患者的诊断确定程度如何、告诉老年临终患者哪些病情、分几个阶段告知、每个阶段应告诉哪些情况、有哪些令人鼓舞的好消息、下一步还需做哪些检查及要做什么治疗等，以免告知过程中对老年临终患者的询问措手不及，影响老年临终患者的信任。

（2）留有余地。告知病情时应留有余地，让老年临终患者有一个逐步接受现实的时间。开始时可用一些含糊的词，如可能、好像、也许等言语委婉地打开话题，然后根据不同老年临终患者的反应及需要逐步深入。对疾病严重程度的交代，应相对淡化些，避免给老年临终患者过于肯定的结论，尤其预后不良的结论等。

（3）分多次告知。有研究显示，一次性将诊断、病因、治疗、预后等所有信息告诉老年临终患者，往往使老年临终患者只接受不利的信息而忽略有利的信息，使老年临终患者感到无望。因此，应分多次告知老年临终患者。

（4）给老年临终患者希望。在告知老年临终患者病情的同时，应尽可能给老年临终患者以鼓励和信心，以唤起他们对美好人生的寄托，坚定他们战胜病魔的信念。

（5）不欺骗老年临终患者。可以部分告知病情或不告知，但告知的情况必须是真实的，否则会损害老年临终患者的信任。

（6）给老年临终患者支持。告知过程中，应让老年临终患者有充分发泄情绪的机会，及时给老年临终患者以支持。

（7）保持接触。告知病情后，应与老年临终患者共同制订未来的生活计划及保持密切的、进一步的接触。

### （三）病情告知技巧

#### 1. 提前和家属沟通

我国《侵权责任法》规定：“不宜向老年患者说明的，应向老年患者的近亲属说明，并取得其书面同意。”根据我国的传统习惯，在向老年患者告知病情前，一定要先听取老年患者家属的意见。家属可以作为护理人员和老年患者之间的桥梁和纽带，起到铺垫、传递和调和的作用。

#### 2. 把握告知的内容

在病情告知前，做好老年临终患者特质和意愿的评估，充分准备告知的内容：谁告知？何时告知？何地告知？如何告知？告知什么？具体内容应注意根据老年临终患者的特质与反应来调整，做到因人而异，告知过程要人性化和个体化。

3. 注意语言的艺术

交流时要注意语气委婉和用词恰当，运用老年临终患者容易理解和接受的人性化和艺术性的语言，如“不太好”“有点问题”“不太满意”等，有助于知晓老年临终患者对病情和“坏消息”的了解程度。不要盲目给予老年临终患者不切实际的安慰和承诺，如“你放心”“会治好的”等。更不要说“无能为力”“无法医治”“再也治不好了”等对老年临终患者造成伤害的语言。始终要让老年临终患者坚信他没有被遗弃，一直有护理人员和家属在支持和关爱他。

4. 有效运用非语言沟通方式

告知者应衣着简单、大方得体、表情放松，使老年临终患者感到舒适。交谈时，保持适当的距离，一般为一米左右，采取低于老年临终患者视平面的高度，认真倾听老年临终患者的谈话，并适当给予回应；始终保持眼神和目光的交流，根据情况使用点头、拉手、抚摸等动作，表示对老年临终患者的肯定和同情。在告知过程中，还要注意观察老年临终患者的面部表情变化，随时进行内容和节奏的调整。

5. 积极应对老年临终患者的怨气

当老年临终患者得知自己真实病情后难以控制而出现愤怒的情绪时，告知者绝不能与老年临终患者争论和反驳，要与老年临终患者进行有效的沟通，同理老年临终患者的情绪，找到老年临终患者愤怒的根源，通过有效的支持和安慰，鼓励老年临终患者通过倾诉来排解心中的怒气。

**（四）死亡告知**

1. 影响死亡告知的因素

死亡告知者一般是临终老年患者的主管医师。告知死亡时，可以做必要的解释和安慰，协助亲属处理后续事宜。要考虑以下因素。

（1）亡故者与亲属的关系：主要帮助判断死者与亲属的感情如何。

（2）死亡的原因：如果是因疾病久治不愈而死亡，亲属会有一定的思想准备，对死亡的认同度较高；如果是因出现并发症而突然死亡，亲属的认同度就会降低，容易发生不理解和纠纷。

（3）死亡的责任：主要考虑死亡是老年临终患者自身疾病发展的必然趋势，还是其他原因，包括医方的医学技术限制或过失导致。

（4）被告知人的心理承受力：意志坚强者承受打击的能力较强，反之较弱。

2. 死亡告知的语言艺术

（1）直言法。直接说明或用较为委婉的语言，把老年临终患者死亡的消息告知其亲属。一般用于告知死者的旁系亲属或意志坚强、有较强自控能力的直系亲属，对于长期受病痛折磨、久治不愈的老年临终患者直系亲属也适用。使用直言法告知死亡，必须把握好语调，要悲痛、低沉、亲切。

（2）暗示法。一般用于与亡故者感情深厚或者年迈体弱、感情脆弱的人，应用言语暗示婉转地传达噩耗，尽量避免不幸消息给他们带来的强烈的精神刺激。实践中，暗示法包括事先暗示和事后暗示。事先暗示是护理人员对濒临死亡、正在抢救的老年患者，在不幸发生前用暗示的语言提醒其亲属做好思想准备，如“患者的病情趋势不太好”“这种疾病，能挽救过来的极少”等表述，也是护理人员传达噩耗的主要方法。事后暗示是护理人员在不幸发生后，用死亡的同义词向老年患者亲属暗示老年临终患者已经过世，常用“他走了”“他离开了我们，我们尽了最大的努力，也没有留住他”等表述。

（3）层次法。护理人员在死者亲属中选择与死者关系亲近、在亲属中威信较高的人单独交谈，用委婉的语言把不幸消息告知对方，再由对方去向其他亲属传达噩耗。多用于死者亲属聚集较多的情况，可以避免当众传达噩耗后出现难以控制的局面。

（4）公关法。这种传达噩耗的方式主要用于护患关系处于危机状态的场合，如由于医院管理不善或医疗差错、事故等原因造成的老年临终患者非正常死亡。

## 二、预立医疗照护计划

1. 概念

预立医疗照护是指老年临终患者在意识清醒时，在获得病情预后和临终抢救措施的相关信息下，根据个人的生活经验和价值观，表明自己对临终阶段的治疗和护理的意愿，并与护理人员和（或）亲友沟通其意愿的过程。用来表达临终治疗护理意愿的口头和书面意见被称为生前预嘱，也称预先指示、预先指令，它通常包含在临终阶段自己不能作决策的时候希望谁来作决策代理人以及选择何种医疗决策。

2. 意义

预立医疗照护和生前预嘱在一些西方国家和我国香港以及台湾地区已实施多年，为护理人员在老年临终患者的生命终期采取恰当的医疗措施提供正确指引，不但尊重了老年临终患者的意愿，减少老年临终患者不必要的痛苦，而且也可做到合理利用医疗资源。因此，生前预嘱成为近些年姑息治疗、护理及社会不同学科领域共同探讨、呼吁及尝试推广的工作，也是促进人们实现优逝的重要举措。

3. 实施方法以及预立医疗照护计划实施中的沟通

在老年护理中，与老年临终患者和家属讨论预立医疗照护计划是重要的沟通情境。护理人员作为多学科团队主要成员，在引导老年临终患者制订预立医疗照护的沟通中发挥重要作用。列出启动预先指示的谈话的常用陈述和问题，有助于沟通的顺利进行。

（1）将该话题做正常化的陈述，如“我想和你讨论一下我们要和所有老年临终患者讨论的一个话题”“我想与你谈谈你对下一步治疗和护理的意愿”。

（2）请老年临终患者说出对自己疾病的理解，如“你如何理解自己当前的疾病状况”“对当前的疾病情况，你还有什么想要了解的”。

（3）请老年临终患者说出自己的意愿和期望，如“你希望将来是怎样的”“你有没有想过如果事情不是按照你期望的发展”“什么样的活动、经历或照顾对提高你的生活质量最重要”。

（4）引导老年临终患者思考临终治疗决策，如“你是否知道心肺复苏及生命支持措施”“你有没有想过你的呼吸或心脏可能骤停”“你希望我们怎么做”“如果你不能说话或没有能力作决定，你希望谁来代你作决定”。

（5）在谈论预立医疗照护时，要与家属进行沟通，如“你的亲人有没有谈到他到了临终阶段，希望得到什么样的治疗和照顾”“他有没有表达自己的意愿”“你是否了解生命支持措施”等让家属能够思考这些问题，并促进他们与老年临终患者之间的沟通，了解和尊重老年临终患者的意愿，从而起到更好的支持作用。

4. 小结

预立医疗照护是基于尊重老年临终患者自主决策权的符合伦理学的措施，对护理人员在老年临终患者终末期治疗决策中起重要的引导作用，同时保证老年临终患者在终末阶段得到符合本人意愿的照顾。护理人员应熟知其在提高老年临终患者生命终期生活质量中的作用，主动寻找合适的机会，恰当应用沟通技巧，促成多学科小组与老年临终患者和家属关于预先医疗照护计划的谈话。

## 三、家庭会议

家庭会议是一种护理人员向老年临终患者和家属传递老年临终患者疾病相关信息，评估老年临终患者和家属的需求，给予情感支持，讨论照护目标和照护策略并达成共识的有效方法。家庭会议可以加强老年临终患者、家属及医护团队的沟通，避免误解。讨论症状的控制，目前的治疗方案和照护的目标，并引导老年临终患者和家属积极参与决策过程。

### （一）会议前的准备

1. 召开家庭会议的时机

出现复杂状况的老年临终患者才需要召开家庭会议。这些复杂的状况包括老年临终患者的症状难以控制、病情发生变化、公布难以接受的诊断信息、制订预立医疗计划、老年临终患者的家庭社会情况较为复杂难以在治疗方案上达成一致，或是老年临终患者的合并症较多、伦理上的冲突、老年临终患者的照护目标比较具有挑战性、需要对老年临终患者的生活质量或者临终的事宜作艰难的决定等。在老年临终患者或家属需要时才召开家庭会议。但是，也有机构对老年临终患者常规召开家庭会议，召开的时间包括入院时、入院 2 天内、制订出院准备计划时，或出院前 2 ～ 3 天。

2. 人员准备

参加家庭会议的医疗团队的成员人数必须控制为必要的最少人数，最好护理人员的人数与家属的人数相当，以免因为护理人员人数太多，导致老年临终患者及家属感到不自在或者感觉受到压制。

（1）医生。医生需要在家庭会议召开前掌握老年临终患者以往的疾病治疗过程、目前的疾病状态、治疗方案、老年临终患者对治疗的反应、疾病预后、症状控制等，必要的情况下需要咨询其他医生以了解全部的信息。

（2）护士。作为接触老年临终患者及家属最多的医疗人员，相较于多学科团队里的其他成员而言，护士更容易了解老年临终患者及家属的需求，更善于与老年临终患者及家属建立信任关系，有更多的机会与他们讨论价值观和他们倾向的治疗方式，给予情感支持，帮助老年临终患者及家属作决定，并启发他们去谈及临终的相关事宜。

（3）其他医疗服务团队成员。内科医生、外科医生、肿瘤科医生、放疗医生、心理治疗师等多学科团队里的其他成员也会经常被邀请参加终末期老年临终患者的家庭会议。

（4）家属。参加会议的家属必须是老年临终患者家庭的核心成员，老年临终患者的主要照顾者或老年临终患者的医疗决策代理人。

（5）老年临终患者。老年临终患者本人是否参加家庭会议，存在较大的争议。多数学者认为老年临终患者在身体状况允许的情况下应该出席家庭会议，老年临终患者实际参加家庭会议的比例为 32%～ 60%。

（6）确定会议主持人。一般会议的主持者为能力强、对老年临终患者家庭的情况了解较多和掌握的资源较丰富的人员。经过相应的训练，护士完全能胜任家庭会议的召集人和主持者的工作。

3. 场地准备

在一个安静不被打扰的房间内进行，最好是以圆桌会议的方式举行，以便参与者能面对面交流。房间内应该备有足够的椅子，并且参与者能随意选择自己的座位。最好房间内能配备视频设备，这样可以让不能到场的重要家属或者多学科团队成员通过电话或者视频的形式参加会议。

4. 物品的准备

需要为老年临终患者和家属准备健康教育的资料，以作为口头信息的补充，这些资料应该包括介绍医疗机构所提供的服务、治疗和药物信息的宣传册等。

5. 会议目标和议程确定

通过概念分析和专家咨询制定"家庭会议的多学科临床实践指南"。澳大利亚和日本的团队在临床中按照该指南实施了家庭会议，并证实对老年临终患者家属有积极作用。该指南明确指出，在家庭会议开展前，必须有明确的目标和合适的计划；没有明确的目标，将会导致会议不成功。

**（二）会议的实施**

1. 实施步骤

会议的过程分为 4 个步骤。

（1）介绍和开场。首先由参加会议的护理人员向老年临终患者及家属自我介绍及解释自己在医疗团队中的职责，并请老年临终患者家属进行自我介绍。然后介绍会议的目标，持续的时间一般不超过 1 小时。

（2）交换信息。挖掘老年临终患者家属对老年临终患者疾病现况的了解程度，回顾老年临终患者的病情、目前的治疗方案及预后，与老年临终患者及家属讨论老年临终患者的照护目标、期望的治疗方案等。

（3）讨论。了解老年临终患者及家属遇到的问题并探讨解决的方式，对老年临终患者及家属的情绪反应（如生气、焦虑、伤心等）给予疏导，并引导老年临终患者和家属作决定。

（4）结束。最后总结会议的内容，并感谢和肯定家属的参与，对接下来的工作作简要的计划。

2. 进行会议时的注意事项

高质量的家庭会议必须包含以下几点。

（1）护理人员积极地倾听，关注家属是否听懂，对老年临终患者及家属的情绪进行回应，合适地转移话题，给予支持，尊重老年临终患者的价值观，护理人员表达要清晰。

（2）在举行会议的过程中，护理人员必须用平实易懂的语言向老年临终患者及家属解释病情及治疗的措施，并且要不断确认老年临终患者及家属是否听懂。

（3）护理人员应积极地聆听，并且要有同理心，能及时察觉到老年临终患者或家属的情绪变化并给予安慰。

（4）护理人员应该充分尊重老年临终患者及家属，提开放性的问题，不要回避家属及老年临终患者提出的问题，注意照顾到每位参加会议的家属，并鼓励他们说出自己的想法和感受，多给老年临终患者及家属提问和发表感想的机会。

（5）护理人员的表述应该直接且清晰，不要给老年临终患者和家属不切实际的希望，允许会议过程中出现沉默或哭泣，不要站在老年临终患者和家属的对立面等。

3. 文本记录

家庭会议常会谈论老年临终患者进一步治疗的决策，如住院治疗或者进行居家疗护。基于此，家庭会议必须要进行文本记录。记录的内容包括参加的人员、老年临终患者所存在的问题、症状评估信息、老年临终患者家属对老年临终患者现状的了解程度、老年临终患者家属的担忧、达成的共识和接下来的计划，并分发给老年临终患者的照护团队；另外要向老年临终患者或家属提供会议主要内容的副本，并在该老年临终患者的病历中提交一份副本。

**（三）会议后的跟进**

会议后对于未参加会议的老年临终患者，护理人员应至老年临终患者床旁告知其会议的内容，同时应该跟踪会议制订计划的执行情况，有必要的时候再次召开家庭会议。

**（四）对临床工作的启示**

1. 设立符合我国临床实际的结构化会议流程

基于文化背景的不同，各国终末期的老年患者和家属的需求、价值观、对死亡的认知和应对机制均存在差异。我国现在对于家庭会议的报道甚少，尚无临床举行家庭会议的调查研究，也缺少相应的指导意见和规范。需要根据我国的临床实际，设立结构化的家庭会议流程，并评价其效果，以指导临床工作。

2. 加强临床护理人员沟通能力的培训

家庭会议很重要的一部分内容是分享信息，良好的沟通技巧可以使得护理人员确定老年临终患者及家属是否理解，促进家属分享对老年临终患者病情的感受，避免因沟通不良给终末期老年患者或家属造成伤害，还有利于提高终末期老年患者及家属接受的安宁疗护质量，减轻其生理、精神负担。

**（五）小结**

对于疾病终末期的老年患者，护理人员提供的照护不应该只局限于老年患者本人，还应该关注老年患者家属的需要、疑虑、焦虑和恐惧。召开家庭会议，让老年患者家属参与到医疗决策的制定中，解决可能影响老年患者和家属生活质量的问题。终末期老年患者的生理心理状况比较复杂，家属的需求多样化，可能很多老年患者需要多次的家庭会议才能达到最终的共识。但目前关于家庭会议的启动、议程、目的等研究都是基于医疗团队的角度，缺少从患者及家属的角度去看待这些问题的研究，需要进一步研究从而不断完善家庭会议的实施过程。

（刘　畅　饶井芬）

# 第四章　死亡与尊严

## 学习目标

1. 阐述死亡教育的内涵、尊严的概念和内涵。

2. 分析死亡教育实施原则、实施注意事项以及基于尊严的人文关怀原则。

3. 掌握死亡教育实施方式、基于尊严的人文关怀措施并灵活运用。

4. 了解中华传统文化下的死亡观。

5. 落实养老政策，推进养老服务业人才培养，促进智慧健康养老事业发展。

## 导入案例与思考

林先生，70岁，曾任高中教师，原发性肝癌，转移至肺和胸膜。半个月前入住安宁病房。自入院以来，患者经常一个人发呆，闷闷不乐。护理人员小王通过和患者沟通了解到，患者一直对自己要求较高，但现在身体状况不好，什么都要依靠别人的帮助才能完成，觉得自己成为家人的负担，只会给他们添麻烦，还不如死了算了。

（1）患者对待死亡的态度可能受什么因素影响？

（2）小王应如何对患者进行死亡教育，给予患者帮助？

（3）小王在为患者提供照护时如何保护其尊严？

死亡是生命的终点，是每个人都不可避免的一种自然规律。老年期是生命自然周期的最后阶段，因此每个老年人都面临着死亡的威胁。我们无法规避死亡的发生，但是我们可以通过为老年人实施死亡教育帮助其转变错误的死亡认知，坦然面对死亡、接受死亡，并为死亡做好充分准备，同时给予老年人基于尊严的人文关怀照护，帮助其减轻临终前的焦虑和恐惧等负性情绪，减少身心痛苦，使其感受到被尊重和重视且在生命的最后时光过得尽可能舒适、有尊严，能够安详、不留遗憾地离开人世，实现“优逝”这一目标。

# 第一节　中华传统文化下的死亡观

我国传统文化丰富多彩且源远流长，其中最具有代表性且对当代人的死亡观影响最为深刻的主要有三家，分别为儒家、道家和佛家。这三种传统文化下的死亡观各具独特点。

## 一、儒家的死亡观

儒家死亡观以“重生”的原则对待死亡。儒家代表人物孔子认为，如果一个人过早或过多地考虑死亡，会给自己带来许多毫无意义的痛苦，因此，与其去考虑那些人们不可能真正认识、也不可能真正发挥作用的死后世界，不如关注实实在在的人生问题，在死亡来临之前，尽量发挥生的价值。在儒家看来，面对死亡时更多关注的是生命的价值和意义。同为儒家代表人物的孟子提出：“生，我所欲也；义，亦我所欲也。二者不可得兼，舍身而取义者也。”孟子认为，生命和道义都是人们需要的，但是如果二者发生冲突必须进行抉择时，我们应该毫不犹豫地舍弃自己的生命来维护道义，为“道”而死可以超越死亡。同样地，儒家代表人物荀子提出：“人之所欲，生甚矣；人之所恶，死甚矣；然而人有从生成死者，非不欲生而欲死也，不可以生而可以死也。”他认为，生固然重要，但当死的意义重于生时，则应该舍生取义。此外，儒家死亡观中还带有一定的功利因素，在对待死亡时，他们着重于处理死亡的方式所产生的最后效果，遵循的原则是尽量减少死亡对生者的世界带来的损失。然而，虽然儒家“重生”，主张通过生时立德、立功、立言来实现生命的不朽，但同时他们也主张厚葬。儒者认为，对死者表现出真诚深切的悲哀才是对死者的尊重。“丧礼，与其哀不足而礼有余也，不若礼不足而哀有余也。”他们将临丧而哀的情感上升为了自觉的道德观念和行为。

## 二、道家的死亡观

道家死亡观主张自然之道，开创了中国传统文化中抬高死亡地位的先河，从人与自然的关系探究生死问题，明确了死亡的自然性和必然性两大特征。在道家看来，生和死被视为一种自然现象，生死各有定分，死亡是每个个体生命的必然结局。同时，道家强调“生死齐一”，认为应该将生和死看的一样重要。道家代表人物老子提出：“天长地久，天地所以能长且久者，以其不自生，故能长生。”他认为，天和地之所以能长久存在，是因为它们不是为自己而生存，所以能够长久存在。因此，人也应要顺应万物的本性而做到自然无为，而不是人为地采取一些措施来求生避死。若想实现“长生”，到达道家理想人格的最高境界，则应清心寡欲、去奢去泰，将身体视为外物，做到“喜怒哀乐不入于胸次”，达到物我两忘的自然境界，最终实现精神和道的合一，使得精神超越死亡而存在。道家另一位代表人物庄子认为构成人的自然物质是气，提出：“人之生，气之聚也；聚则为生，散则为死。若死生为徒，吾又何患！故万物一也。”人的生死，不过是气的一时聚散，是大自然演变的一种形式，因此不必为生而喜、为死而忧。庄子还把死亡看成是快乐的，认为其可以帮助人们摆脱世俗纷扰，回归本真。《庄子·大宗师》中提道：“夫大块载我以形，劳我以生，佚我以老，息我以死。故善吾生者，乃所以善吾死也。”天地赋予形体让我们承受，赋予生命让我们劳累，赋予衰老让我们安逸，赋予死亡让我们安息。所以把活着看作是乐事，也就是把死去看作是乐事了。因此，庄子在他妻子逝世的时候鼓盆而歌，庆祝他的妻子不用再受世间之苦。并且，道家反对厚葬，认为这是对死者的束缚。

## 三、佛家的死亡观

佛家的死亡观认为人不只有一“生”，而是有无数的生死轮回，生和死不过是轮回中的一个个节点，而非终点。佛家还认为每一轮回的世界有所差异，由此分出了所谓的“六趣”。一为“地狱趣”，里面充满了各种恐怖至极的景象和刑法；二为“饿鬼趣”，人若生死轮回进入此“趣”，就会沦为永求饭食而不得之“鬼”；三为“畜生趣”，入此“趣”就会变成牛马等牲畜受屠宰之苦；四为“阿修罗趣”，人进此“趣”，多成好斗争夺之徒，相互间时刻都在撕咬拼杀；五为“人趣”，即人间世界，人在世间，亦如深陷苦海，受苦受难；六叫“天趣”，此“趣”是众生较快乐的栖息地。因此，大多数人追求的都是下辈子能进入“天趣”或者“人趣”，而害怕进入“地狱趣”“饿鬼趣”“畜生趣”和“阿修罗趣”。佛家区分“六趣”的目的在于使人认识到只要自己还在“六趣”之中，人生就是苦的，无法忍受的。因此佛家认为人生皆苦，并提出了“八苦”，分别为“生苦、老苦、病苦、死苦、怨憎会苦、爱别离苦、求不得苦、略摄一切五取蕴苦”，从躯体上的生理病痛到心理上的压抑痛苦，从求取现实物质的落空，到内心欲望的难成，让人时时处处无不感觉到苦。佛家用“苦”来激发世人出家为僧，看破生死，进而超越生死。他们认为人生的痛苦主要来源于肉体，肉体可灭，而灵魂却可以转向下一“生”。因此，只有战胜肉体的人才能享受到来世的快乐，达到“涅槃”境界进入极乐世界，即通过压抑肉体的需求和欲望来达到根本不存在的虚无世界。在佛家看来，死亡意味着进入下一个轮回的入口，而进入一个什么样的轮回则由个体的行为决定，这种许诺给终有一死的人们一个对轮回转世和彼岸世界的想象，有助于消解他们对死亡的恐惧并约束自己的行为。

# 第二节　死 亡 教 育

在我国传统文化背景下，护理人员需要加强对老年人实施死亡教育的力度。大多数老年人对死亡的认知比较模糊，相应的，他们对于死亡也多采取避而不谈的态度，而他们在真正面临死亡时会承受极大的心理痛苦，很难做到真正的释怀。因此，通过死亡教育向老年人传播正确的死亡认知，帮助其树立正确的死亡观，理性看待死亡并为死亡做好充分准备是非常必要且重要的。

## 一、死亡教育的内涵

《医学伦理学词典》将死亡教育定义为：“就如何认识和对待死亡而对人进行的教育，其主旨在于使人们正确地认识和对待死亡。”不同年龄段的人群具有不同的心理特点，老年期作为人类生命周期的最后阶段，此时死亡已成为一种不可避免的自然发展趋势，这导致老年人时刻都面临着死亡的威胁，容易产生焦虑、抑郁、恐惧等心理问题。因此，面对老年人群的死亡教育应该着重于减少他们对于死亡即将来临的恐惧和焦虑，帮助他们以正确的态度面对生命周期的终止，能够做到安详、有尊严地离开人世。针对老年人的死亡教育主要包括以下几个方面。

### （一）转变对死亡的错误认知，树立正确的死亡观

“死亡是生命的必然归宿，每个个体都无法避免”，这个道理大家都明白。然而，受成长环境的影响，一些传统的死亡观，例如“重生忌死”等错误观念已经在大部分老年人的思想中根深蒂固，他们会认为死亡是不吉利的，一提到死亡联想到的就会是“痛苦”“恐惧”“可怕”等负性词语，因此总是会下意识地去逃避与之相关的任何事情。此外，随着医疗技术的快速发展，以抢救和延续生命为目的的现代医疗技术促使人类死亡形态更多地由自然死亡逐渐转向技术死亡，导致人们的死亡质量大幅降低。这些现象都是因为人们缺乏对死亡的正确认知导致的。因此，对于老年人的死亡教育应该致力于转变其对于死亡的错误观念和认知，帮助其树立一个正确的死亡观，学会正视死亡，不再逃避，这将有助于提升其死亡质量和生命质量，并减轻社会医疗负担。护理人员可以通过讲授法、讨论法等多种教育方法，帮助老年人了解并接受死亡知识和文化，如科普死亡相关概念，死亡发生的常见原因、方式、状态有哪些，死亡过程中人体会发生哪些变化，临床上对于临终和濒死人群会采取哪些救治手段，如何判断死亡，等等。死亡基本知识教育是死亡教育最基础且最重要的内容，能够帮助老年人减轻因为不了解而对死亡产生的恐惧和焦虑，认识到死亡是生命的最终归宿，是一种自然规律。

### （二）改变对待死亡的态度，理性看待死亡并接受现实

老年人对待死亡的态度，一种如上所述，主要表现为逃避和不接受，还有一种则是消极对待。随着时代的发展和社会结构的变化，越来越多的老年人住进了养老机构，由于缺少亲人的陪伴，他们很容易产生孤独感，并且担心自己成为子女们的负担，进而觉得自己毫无价值、一无是处。近年来，老年抑郁症逐年高发。负性情绪容易导致老年人采取消极的态度对待死亡，具体表现为对任何事物都提不起兴趣，不注重自己身体健康的维护，甚至希望加速死亡、寻求死亡。因此，针对老年人的死亡教育除了转变他们对死亡的认知，接受人终有一死的事实，还应该帮助他们正确地审视自我，重塑自我价值，找到生命的意义，积极地面对死亡。通过向老年人介绍不同的死亡观，帮助他们学会从不同角度思考死亡的本质。并向其解释人们在面对死亡时常有的问题和身心变化特征，让他们认识到对死亡的恐惧和焦虑是一种正常的情感反应，不必因此自我否定。同时可以结合积极心理学知识，帮助老年人回顾过去的积极情绪体验，挖掘老年人潜在的积极心理品质，构建一个积极的社会养老氛围，引导老年人正确应对死亡焦虑和恐惧心理。此外，定期评估掌握老年人对死亡的态度，了解其存在哪些顾虑和担忧，给予针对性的解答和辅导，减轻其负性情绪。

### （三）正确应对死亡，为死亡做准备

死亡应对包括超越死亡和准备死亡两个方面。“人固有一死，那么在离开这个世界之前我还能做点什么呢？在离开这个世界之后我能留下点什么呢？”对老年人的死亡教育要帮助其意识到生命的意义和价值是可以超越生命本身的长度而存在的，因此与其每天活在对死亡即将来临的担忧中，不如合理规划余生、整理未完成的心愿，把当下的每一天都过得充实有意义，坦然面对、乐观接受死亡的到来，争取做到人生圆满、不留遗憾。首先，护理人员应该尊重老年人的知情权和自主选择权，与家属共同商议告知老年人其身体状况并引导其接受现实，在作一些决策时邀请老年人共同参与讨论，询问并尊重其自我意愿。其次，帮助老年人在专业人员的引导下回顾人生过往，肯定生命的意义，与家人共同思考并谈论死亡临终相关话题，包括预立生前预嘱，表达自己内心最真实的临终救治意愿，提前考虑后事安排，例如死亡地点的选择、丧葬后事处理事宜等。此外，护理人员应鼓励并协助老年人制定一些现实可及的目标，并尽可能地帮助他们完成这些心愿。同时鼓励家属多陪伴老人，多进行坦诚沟通，多表达关怀和爱，在老年人临终期间双方完成最后的道别。帮助老年人为死亡做好充分准备，实现安详、有尊严地离世这一“优逝”目标。

## 二、死亡教育实施原则

在对老年人实施死亡教育时，教育内容需全面涵盖多方面的综合知识和信息，根据不同老年人群类型的特点设计多样化的实施形式，并针对每个个体的个人特征做到实施的个性化，同时，教育对象除了老年人本身，还应面向其家属。因此，对老年人实施死亡教育时应遵循以下四个原则。

### （一）内容全面性原则

死亡教育的内容应该尽可能地丰富和全面。死亡按照时间划分可以分为已经发生、即将发生和未来发生三种情况，因此死亡教育也分为面向丧亲者、临终者和正常人三类。当老年人发生死亡时，护理人员应给予丧亲者哀伤辅导，为其提供心理和精神支持，帮助其尽快从悲伤中恢复过来，接受至亲已经去世这一事实，重新开始新的生活。而针对治愈无望、处于生命末期的临终老年人，死亡教育的主要任务是帮助他们减轻心理痛苦和死亡恐惧，接受现实理性看待死亡，实现安详、有尊严地离世。面对正常老年人的死亡教育，则通过促进他们对死亡知识的学习、体验、思考和讨论，探寻人生根本问题，转变对死亡的认知和态度，乐观看待死亡，并努力在有限的生命时间里实现生命成长、创造自我价值。

### （二）形式多样化原则

对老年人实施死亡教育应该采取丰富多样的实施形式。如果采取单一的授课 / 讲座形式，一方面对于一些存在语言障碍的老年人群不适用；另一方面，时间一长容易使人感到枯燥、乏味，最后能够真正吸收的知识量也有限。因此，死亡教育实施的形式应该考虑到对于各类老年人群的适用性，争取使其受益范围更广。例如，除了上述提到的授课 / 讲座形式，还可以组织老年人观看死亡教育相关的影片并鼓励其思考影片表达的核心内容和映射的道理；设计一些互动类小游戏，在轻松欢快的氛围中自然地激发老年人对于死亡的思考和探讨，充分表达自己的观点，通过交换观点发生思维碰撞也许会产生意想不到的效果；近几年热度非常高的虚拟现实技术也可以被灵活地运用于死亡教育当中，帮助老年人身临其境地体验死亡。

### （三）实施个性化原则

死亡教育的实施应该充分考虑到老年人的家庭状况、身心状态等个人背景因素。例如，有的老年人在经历过一些生离死别的场景后，会对生死关系看得更加豁达，而相反的，有的老年人却会因此更加害怕死亡的到来；没有子女或老伴的老年人与有子女或老伴的老年人相比较而言，可能对于后事的担忧会相对较少，对死亡的接受度更高；受教育程度不同的老年人对于死亡的看法和态度可能也会有所差异。同时，职业可能也会影响老年人对于死亡的看法，如果老年人之前从事的是和生死相关的工作，可能会对死亡看得更加淡然等。因此，护理人员在实施死亡教育前，应通过多种渠道充分了解掌握老年人的个人背景信息。在实施死亡教育时针对具有不同特征老年人群的认知特点和所能接受的程度，并结合其社会背景等个人信息有的放矢地开展，使得死亡教育更加具有针对性和个性化。

**（四）家属共同参与原则**

对于绝大部分老年人来说，家庭是他们的主要社会支持来源，既包括物质上的支持也包括精神上的支持，因此，将家属和老年人一起纳入死亡教育当中，对于老年人的教育能够起到一个有效的辅助作用。家属在接受良好的死亡教育后，其对死亡的认知、态度和应对方式在很大程度上会在日常生活里与老年人的接触和交流中潜移默化地影响老年人对于死亡的认知、态度和应对方式。并且，良好充分的丧亲前死亡教育，有助于家属对老年人的死亡有一个预设并提前做好心理建设，在真正面对老年人的死亡时能够起到一个缓冲作用，减轻其悲痛。当亲人离世后，家属难免会产生失落、悲伤之感，此时的死亡教育旨在给予其哀伤辅导，提供心理和精神支持，帮助其平复精神，从悲伤的状态中恢复过来，重新整合自我，积极面对未来的生活。

## 三、死亡教育实施方式

死亡教育的实施方法多种多样，我们应该根据老年人的实际情况灵活、综合地运用多种方法实施死亡教育，使其尽可能实现最好的教育效果。下面介绍几种常见的死亡教育实施方法。

**（一）授课和讲座**

由专业人员通过讲座或授课的形式介绍死亡相关知识。该形式实施起来简便易行，然而，单纯的讲授法缺乏灵活性和实践指导价值，并且时间一长容易使人感到枯燥乏味，建议结合其他死亡教育手段，例如讨论法、直观演示法等增强教育效果。

**（二）艺术作品欣赏讨论法**

护理人员可以选定一些具有死亡教育意义的影片、图书教材等，指导老年人进行观赏和阅读。并结合小组讨论和观后反思等辅助性策略，增强教育效果。例如以茶话会或病友交流等形式，邀请大家公开讨论并分享心得，通过这个过程促进老年人对于死亡的思考。

**（三）角色扮演**

采用戏剧表演的形式，给老年人及其家属（儿子、女儿等）各分配一个设定好的角色，并按照这一角色具备的方式和态度行事。扮演者能够通过亲身体验面对临终时不同身份个体的角色，增进对彼此面对死亡和离别时的内心情感的理解，从而增强同理心并在之后的生活中相处更加融洽。

### （四）死亡沙龙

举办死亡沙龙，邀请老年人及其亲朋好友共同参加，由专业人员主持活动、把握活动节奏。通过提出一些话题和问题引导参与者思考死亡，并设计一些互动类的“死亡游戏”帮助其感悟死亡，体会到内心深处最放不下的人或事以及还有哪些遗憾，学会珍惜眼前，把握当下。

### （五）家庭会议

组织老年人及其家属召开家庭会议，在专业人士的引导下表达对人生和死亡的看法，共同讨论对老年人去世后的后事安排，以及老年人临终时的救治计划，鼓励双方尽情表达对对方的感情和想说的话，解开彼此的心结，共同将有限的日子过得更加充实，留下美好的回忆。

### （六）生命叙事法

邀请老年人讲述自己生命中发生过的与死亡相关的故事，例如身边亲属的死亡、一些丧葬民俗等。通过回忆当时的情景加深对死亡的感性认识，表述自己对于死亡的看法，并提出自己的疑问，由护理人员给予解答并进行适当引导，使其对死亡有一个正确的认知。

### （七）认知行为疗法

护理人员与老年人建立良好信任关系后，鼓励他们说出自己内心对死亡的真实感受并认真倾听，再针对其存在的心理痛苦和错误认知进行纠正，同时普及正确的死亡知识。鼓励老年人多往积极的方面思考，不要沉浸在恐惧和焦虑中，逐渐用正确认知代替原有的错误认知。

### （八）网络普及

随着科技产品的发展和普及，越来越多的老年人习惯使用电子产品浏览一些新闻资讯，并且对一些科普文章的内容深信不疑。因此，合理运用科学信息技术，通过微信推送、视频直播等线上形式进行死亡教育理念和知识的普及和宣讲也是一种不错的选择。

## 四、死亡教育实施注意事项

### （一）前期评估

在实施死亡教育前，先评估老年人对死亡的态度，以及性别、年龄、受教育程度、疾病状况、应对能力、家庭关系等可能影响老年人死亡态度的个体和社会因素。

### （二）建立相互信任的关系

护理人员与老年人建立一个良好的相互信任关系是开展死亡教育的重要前提，保证在与老年人沟通死亡相关话题时，他们能够做到坦诚、不敷衍、不回避。

**（三）保持尊重理解的态度**

护理人员在实施死亡教育的过程中应该时刻秉持尊重这一主要原则，了解老年人对死亡的态度受到多方面因素的影响，并给予充分理解。

# 第三节　尊严和人文关怀

## 一、尊严的概念和内涵

尊严指一种值得被尊重、尊敬或重视的品质和状态，是人固有的价值属性，使患者意识到自己的价值和重要性，同时感受到他人的尊重和重视。老年人尊严的内涵包括以下几个方面。

**（一）人权和固有价值**

尊严是一项人权，是人类与生俱来的属性，每个人都享有且在任何环境下都不能被剥夺。因此，护理人员应该重视对老年人尊严的维护，将其视为一个有价值、有尊严、有权利、值得被尊重的人，尊重他们的人格、身份、思想、价值观、隐私以及他们的选择、愿望和需要。

**（二）个体尊严**

1. 独立自主

尊重老年人的独立性和自主选择权对于维护老年人的尊严十分重要。老年人随着身体机能的下降，往往存在不同程度的工作和自理能力丧失，甚至不得不依赖他人生存。因此，他们的照护方案通常由医护人员和家属共同确定，而忽略了老年人自身的看法和建议。他们失去了选择、决定自己生活方式与身体自由的话语权，这种对自我和生活失去控制的感觉会使得其尊严受损，觉得没有受到应有的尊重，丧失自我价值感。

2. 症状减轻

缓解老年人身体和心理上所感受到的不适和痛苦是提升老年人尊严的一个重要方法。一个正常的外表对于维护老年人的尊严非常重要。如果老年人在临终时饱受痛苦折磨，在丧失一切尊严的呻吟和挣扎中离去，则谈不上任何尊严。需要注意的是，老年人有时会担心由于这些症状而被忽视、不被尊重、被剥夺自主权和独立权，因此不愿意向护理人员或家属透露自己身体的真实状况。所以，护理人员在照护老年人时应该具有同理心，并且对老年人的身心状况保持高度敏感性。

3. 存在和精神满足

存在和精神满足也是老年人尊严的一个重要方面，帮助老年人通过宗教或精神信仰体系寻求慰藉以维持尊严和希望，找到生与死的意义并保持斗志。希望感对于老年人来说非常重要，可以帮助他们保持求生欲望并感知生命的价值。斗志是指老年人为了克服关于疾病的担忧所做的心理调整。总的来说，存在和精神满足可以增加老年人在临终阶段的完满感，帮助他们在离开这个世界开始下一段旅行之前做好准备。

**（三）社会尊严**

1. 有意义的关系

保持与他人的良好人际关系有助于维护老年人的社会参与感，避免产生被抛弃、被孤立的无用感和无助感。良好的人际关系意味着被倾听、理解和信任，能够给予爱、接受爱，能够参与决策以及和所爱的人在一起。有家属参与的安宁疗护照护模式能够达到非常好的护理质量，帮助老年人获得更多心理上的慰藉和平衡，提高其尊严。临终老年人如果能够在亲朋好友的陪伴下将他们最后的想法和担忧传达给所爱的人，这样的死亡则是有意义的。

2. 平等对待

被视为一个完整的正常个体并被平等对待对于老年人来说非常重要。如果由于衰弱、残疾等而被忽视、轻视，不被认真对待或没有得到足够的关注和尊重等都会损害老年人的尊严。

3. 隐私保护

隐私保护对于维护老年人的尊严同样非常重要。然而事实上，老年人的隐私保护往往不被重视。隐私包括身体的隐私、私人空间的需求以及患者信息的保密性。老年人在接受照护和帮助的过程中，性别意识被忽略、淡化，个人隐私被侵犯等都会伤及其尊严。

4. 环境舒适

有尊严的死亡是指在安全的环境下平和的死亡，这提示了为老年人提供安全、舒适的护理环境的重要性。既包括硬件设施方面的，例如注重通风、照明、隐私、归属感等；还包括人文环境，例如休闲活动、周围人际互动等。

**（四）老年人特有尊严**

1. 智慧尊严

老年人有着丰富的人生阅历和经时间打磨后沉淀积累下来的智慧财富。邀请他们分享这些宝贵的人生经验，以及遇到问题向他们寻求建议和帮助，是对他们智慧的一种肯定，有助于提升其价值感和意义感，维护其尊严。

2. 功绩尊严

老年人在经历过大大小小的事件后，会有很多方面的建树。而他们之前可能分享过这些成就，也有可能从未和他人提及。在这灿烂的一生即将落幕时，如果有机会能够和他人一起回顾过去创造的这些辉煌成就，则有助于增强其内心满足感，减少遗憾，提升尊严。

3. 道德尊严

尊严是人人都享有的一项人权，然而道德的高低决定了个体是否配享尊严。因此，人们会通过不断地超越自我、获得和提升德性而使自己配享尊严。其中，老年人具有一些其独特的道德和精神品格，例如忍受疼痛、坚强等，他们会认为接受和容忍身心不适的能力有助于增强他们的道德品质。因此，很多老年人即使身体状况欠佳，也希望尽量表现得独立自强，以维持自身尊严。

## 二、基于尊严的人文关怀原则

### （一）人文关怀的概念

护理界将人文关怀的含义分为三个层次：第一层为照顾，即专业的护理行为；第二层为关心和爱护，即对待患者的良好态度及情感；第三层为责任，即对自己的行为和照护对象负责的一种责任心。护理人文关怀被概括为护士对照护对象希望获得身心健康与实现自我生命价值的需求感同身受的关爱情感，以及提供的悉心照护、支持、帮助护理对象获得生命整体和谐的专业行为活动。

### （二）基于尊严的人文关怀原则

1. 坚持“以人为本”的理念

坚持“以人为本”这一理念是引导护理人员更好地提供体现人文关怀护理服务的重要前提条件。这要求护理人员树立“以照护对象为中心”的服务理念，用心地关心照护每一位老年人，了解他们的各项需求，并以他们的需求为基本目标，在平时的照护过程中用热情、主动、亲切的态度对待他们，为他们提供精心的护理和热情主动的帮助，使他们的需求尽量得到满足，感受到充分的关注和尊重。

2. 保持关爱、理解的态度

护理人员对老年人要具有同理心，用关爱理解的态度面对和包容他们可能发生的各种情况。首先，针对老年人的躯体症状，护理人员可以借助一些医疗手段和药物对其进行控制，而对于老年人心理上的痛苦则需要护理人员耐心倾听他们的诉求和愿望，进行开导，并尽量满足他们的心愿，同时结合一些常用的心理干预手段维护其心理健康。其次，护理人员在日常照护过程中，应该时刻注重对老年人隐私的保护，例如帮助其进行衣服更换或者进行护理操作时拉上床帘、关好门窗，与老年人或其家属谈话时，尽量选择在单独、安静、隐私性良好的空间环境中进行。切忌在私下或公共场合与他人随意讨论老年人的情况。此外，家人的陪伴对于老年人来说非常重要，家人参与到对老年人的照护中会让其更加感到被关心、爱护，孤独感和被抛弃感也会随之降低。因此，护理人员应该多鼓励家属参与到老年人的安宁疗护照护中，多陪伴多沟通。

3. 给予平等尊重的照护

受多方面因素影响，老年人的心理通常比较敏感和脆弱，容易因为自身机体功能下降而觉得不被视为一个“正常人”、不被平等对待。因此，护理人员在提供护理的过程中应该规范自身言行，让老年人能够感受到被视为一个正常人并受到了应有的尊重和平等对待。包括在平时的照护过程中采取平等礼貌的照护态度，及时主动地向老年人提供正确有效的信息，尊重老年人的选择与决定，肯定其经历和智慧，认同并感激他们曾经对社会和家庭作出的贡献，支持他们完成力所能及的自理活动，等等。

## 三、基于尊严的人文关怀措施

### （一）护理人员应具备的人文关怀素质

1. 具备爱心、耐心、细心和同理心

老年安宁疗护的服务对象是处于生命末期的老年人和即将失去挚爱亲人的悲伤家属。面对他们，护理人员首先需要具备足够的仁爱之心，耐心地倾听他们的倾诉，理解他们对即将失去生命作出的各种反应并给予相应的指导和帮助，充分尊重其意愿和选择。其次，老年人进入临终阶段，身体健康状况瞬息万变，因此护理人员应细心评估，及时发现老年人的细微变化并给予相应处理，减轻其痛苦。此外，护理人员应该具备感同身受的理解力并耐心地满足老年人和家属的需求，给予其有力的支持。

2. 具备良好的沟通能力

沟通能力包括倾听能力和表达能力两方面。具备“同理心”的倾听是获取老年人的情感和认知信息的主要途径，在倾听的过程中，除了用耳朵去听他们说了什么，更要学会用眼睛去观察、用心去体会他们说这些话背后的真正含义，并给予及时有效的反馈，可以适当辅以目光接触、点头等支持性非语言动作，能够有更好的安慰和治疗效果。切忌贸然打断他们的表述，更不要先入为主将自己的观点强加给对方或者对其进行评判。除了具备良好的倾听能力之外，作为护理人员，在向老年人和家属传达信息时，一定要做到表达明确，并且基于自己的经验和对对方的了解选择对方容易接受的表达方式。

### （二）基于尊严的人文关怀的实施

1. 态度

态度指对待某一类对象的方式或准备作出反应的一种心理或神经状态，是一种被设想的样子。护理人员应该时刻审视自己对老年人的态度，因为这会直接影响到对方的尊严感。尊严感包括自我尊重和来自他人的尊重，其中来自他人的尊重即自己感知到的如何被他人看待和对待。护理人员对待老年人及其家属表现出来的积极、主动、友好、热情的工作态度，能够有效缓解他们的不良情绪，引领他们走出负面情绪，带给他们希望。

2. 行为

护理人员对老年人的行为必须以友好和尊重为前提，因为这种行为传达了一个有力的信息，即这个老年人值得被关注，这在照顾临终老年人时尤为重要。护理人员应该具有“医者父母心”的理念，对待老年人及其家属充满关心和爱护，带着温暖的感情，像对待亲人一样对他们进行照护工作，只有这样才能够有效维护老年人的尊严，与老年人及其家属建立良好的信任关系。

3. 共情

共情指能够设身处地站在他人的角度思考问题、体验他人内心世界的能力。这对于老年安宁疗护护理人员来说非常重要。一方面，通过共情，我们能够体验老年人及其家属的悲观、抗拒、恐惧、焦虑等痛苦情绪，更好地理解他们的处境。另一方面，通过共情，我们能够想他们所想，了解他们内心深处的需求以及还有什么未了的心愿，并尽我们所能地去满足他们以及帮助他们完成这些心愿，争取不留遗憾。

4. 沟通

沟通是维护老年人尊严的重要因素，通过对话可以掌握老年人的必要信息，并肯定其价值。老年安宁疗护护理人员需要具备重病沟通和死亡教育的知识和能力，并且能够对家属进行哀伤辅导。护理人员应熟练掌握不同类型老年人及其家属的心理特点，并注重评估他们的心理状态，根据评估结果进行有针对性的沟通和个性化的死亡教育，疏解他们的痛苦。亲人离世后，为处于极度悲伤中的家属实施哀伤辅导，包括提供丧葬服务信息、心理支持和精神支持等，一直持续到家属逐渐从失去亲人的悲伤中恢复过来。

（郭巧红　陈芷谦）

# 第五章　舒 适 照 护

## 学习目标

1. 解释舒适、舒适照护的概念。
2. 掌握安宁疗护中舒适照护的四个层面并加以分析。
3. 掌握舒适照护技术的目的、指导要点、健康教育及注意事项。
4. 了解舒适照护技术的操作要点。
5. 谨记“不忘初心，做有温度的护士”，理解舒适照护是优质护理服务的有效体现。

## 导入案例与思考

患者，女，73 岁，肝癌晚期，生活不能自理，现住某医院肿瘤科安宁疗护病房。患者有心绞痛病史，由于上呼吸道感染而合并左心衰，出现呼吸困难，因疼痛口服阿片类药物后出现便秘。近日患者焦虑不安、不思饮食、消瘦，遵医嘱给予患者经 PICC 导管输注静脉高营养。

（1）针对该病例，护理人员应给予患者哪些方面的舒适照护？

（2）护理人员是患者的直接接触者和服务者，其护理质量直接影响患者舒适与否。现临床护理工作任务重、人员相对短缺，如果你是管理者，怎样安排临床一线的护理人员为患者进行有效的舒适照护？

舒适是指个体身心处于轻松自在、满意、无焦虑、无疼痛的健康、安宁状态时的一种自我感觉，是老年人的基本需要之一。影响舒适的相关因素包括生理因素、心理因素、精神因素、环境因素和社会因素等。舒适照护是一种整体的、个体化的、创造性的、有效的护理模式。舒适照护是使人在生理、心理、社会交往等方面达到愉快状态的护理活动。处于疾病终末期老年人，伴有多种并发症，减轻其身心痛苦，提高其舒适水平对提高老年人的生活质量具有非常重要的意义。

# 第一节 环 境 管 理

环境通过刺激人类的感觉器官而影响身心健康，现代科学证明：优美舒适的环境能对人的身心产生良好的影响，使人心情舒畅、精力充沛，有益于身心健康。

## 一、物理环境管理

### （一）空间

应保证老年人有适当的活动空间，同时方便治疗和护理操作，一般情况下，病床之间距离不得小于 1 米。

### （二）充足的光线

适量的日光照射能使照射部位温度升高、血管扩张、血流增快、改善皮肤的营养情况，使人舒适愉快。因此应经常打开门窗，让阳光直接射入，但光线不宜直射老年人面部及皮肤，以免晒伤或发生眩晕，午休时可拉上窗帘遮挡强光便于老年人休息。夜间病室内灯光需明亮柔和，睡眠时间打开地灯，既不打扰睡眠，又可保证夜间活动的安全。

### （三）温度

适宜的温度可使老年人感到舒适、安宁，减少消耗，利于散热和降低肾脏负担，同时也有利于老年人的休息及对其进行治疗和护理。一般室温保持在 18 ～ 22℃最为适宜，在对老年人进行检查、手术、擦浴时，所处室温应以 22 ～ 24℃为佳。

过高或过低室温对老年人都不利。病室应备有室温计，以便随时测量室温变化并加以调节。室温过高应开窗通风或用空调等设施降温；室温过低应关闭门窗，应用供暖设备。此外，还应注意根据气温变化增减老年人的衣服、被褥等。

### （四）湿度

病室湿度一般指相对湿度，即在单位体积的空气中，一定温度的条件下，空气中所含水蒸气的量与其达到饱和时含量的百分比。病室的湿度一般以 50% ～ 60% 为宜。

湿度过低或过高都会给老年人带来不适，临床可应用干湿度计，根据湿度的变化进行调节，湿度过低可用加湿器、擦地等增加病室的湿度，湿度过高则可开窗通风，有条件可使用去湿机或空气调节器来降低湿度。

### （五）通风

空气状态对人的身心影响极大。污浊的空气中氧气不足且常有异味，易使人的正常生理及心理状况受到干扰，常令人烦躁、倦怠、头晕、食欲不振等，有碍老年人的疗养。因此，病室应定时通风换气，可根据季节及室外温度调整通风的次数及时间，每日保证 1 ～ 2 次、每次 20 ～ 30 分钟。当室外气流过大（如刮大风）时不宜通风，有条件的可设生物净化室（层流室）。

### （六）噪声

白天较理想的噪声强度为 35 ～ 40 分贝，工作人员在交谈、行动和工作时应做到语气温和、脚步轻缓、操作轻、关门轻。 在杜绝噪声的同时，也应避免绝对的寂静，因为绝对寂静可能会令人产生意识模糊或完全“寂寞”的感觉。悦耳动听的乐曲对大脑是良好的刺激，它能协助心血管、内分泌、消化等系统的功能。因此，可增设耳机装置，根据老年人的喜好，选择收听适当的音乐、曲艺节目等，或可利用电视、录像等活跃老年人的疗养生活。

### （七）安全保障设施

保持地面干净无水迹，走廊整洁、畅通无障碍物，光线明亮，病床应加设护栏，卫生间加设扶手等，为老年人创造安全的病室环境。

## 二、社会文化环境管理

### （一）人际关系

和睦的人际关系是保持老年人良好心理状态的重要条件。

1. 护患关系

为帮助老年人尽快熟悉环境，工作人员要与老年人建立良好人际关系，态度热情、友善、诚恳，以消除老年人的陌生、孤独感，使老年人得到接纳和尊重，获得安全感。

2. 和其他老年人的关系

除了工作人员外，老年人接触最多的是同室的病友，他们在共同的疗养生活中相互影响。工作人员应善于利用病友间的互助精神，启发群体中的积极因素，调动老年人的乐观情绪，积极配合治疗。

### （二）医院规章制度

医院必须以健全的规章制度来保证医疗、护理工作的正常进行，工作人员应根据患者的不同情况和适应能力，全面介绍医院规章制度，广泛宣传医院规章制度的意义，帮助患者尽快适应医院环境。

## 三、床单位管理

床单位是老年人休息、睡眠、饮食、排泄、活动与治疗的最基本的生活单位。及时协助老年人更换污染的被单、床单和枕套，保持老年人床单位的整洁、干净是老年人感觉舒适、安全的前提。

### （一）目的

（1）保持床单位清洁，使老年人感觉舒适。

（2）预防压疮等并发症的发生。

## （二）操作前准备

1. 评估和解释

（1）评估老年人病情、意识状态、合作程度、自理程度、皮肤情况等。

（2）评估床单位安全、方便、整洁程度。

（3）向老年人和家属解释更换床单位的目的、配合要点及注意事项。

2. 老年人准备

了解更换床单位的目的、配合要点及注意事项。

3. 环境准备

同病室内无老年人进行治疗或进餐等。酌情关闭门窗，按季节调节室温，必要时用屏风遮挡老年人。

4. 个人准备

衣帽整洁，修剪指甲，洗手，戴口罩。

5. 用物准备

大单、中单、被套、枕套、床刷及床刷套，需要时备清洁衣裤。将备用物叠放整齐并按使用顺序放于护理车上。

## （三）操作步骤

见表 5-1。

**表 5-1 更换床单位操作要点**

| 操作要点 | 说明 |
|---|---|
| 1. 将放置用物的护理车推至老年人床旁 | 方便拿取物品 |
| 2. 放平床头和膝下支架 | 注意评估老年人的病情，保证安全 |
| 3. 移开床旁椅、放于床尾处；移开床旁桌，距床 20cm 左右 | 方便操作 |
| 4. 移老年人至对侧，松开床尾盖被，将老年人枕头移向对侧，并协助老年人侧卧，背对操作者 | 必要时加床挡，防止坠床 |
| 5. 松开近侧各层床单，将其上卷于中线处塞于老年人身下，清扫整理近侧床褥；依次铺近侧各层床单 | 清扫原则：自床头至床尾，自床中线至床外缘 |
| 6. 协助老年人平卧，将老年人枕头移向近侧，并协助老年人移向近侧，老年人侧卧、躺于已铺好床单的一侧 | |
| 7. 松开对侧各层床单，将其内卷后取出，同法清扫和铺单 | |
| 8. 老年人平卧，更换清洁被套及枕套 | |
| 9. 铺床后处理：<br>（1）移回床旁桌、床旁椅<br>（2）根据天气情况和老年人病情，摇起床头和膝下支架，打开门窗<br>（3）推护理车离开病房<br>（4）洗手 | 保持病室空气流通、空气新鲜 |

**（四）健康教育**

（1）告知老年人及家属床单位管理的目的及配合方法。

（2）指导老年人及家属正确使用床单位辅助设施。

**（五）注意事项**

（1）评估操作难易程度，运用人体力学原理，防止职业损伤。

（2）操作过程中观察老年人生命体征、病情变化、皮肤情况，注意保暖，保护老年人隐私。

（3）操作中合理使用床挡保护老年人，避免坠床。

（4）使用橡胶单或防水布时，避免其直接接触老年人皮肤。

## 第二节　营 养 护 理

合理的饮食护理，是满足老年人最基本生理需要的重要护理措施之一，是体现舒适照护的重要组成部分。工作人员应在全面评估老年人营养与饮食状况的基础上，确定存在的健康问题，制订护理计划、并采取相应的护理措施，帮助维持或恢复老年人良好的营养状态，以促进老年人早日康复。

### 一、影响饮食与营养的因素

**（一）生理因素**

不同年龄阶段，人们对食物的选择和需求不同，饮食自理能力也不同，老年人由于新陈代谢逐渐减慢，对热能及营养素的需要量也逐渐减少。

**（二）疾病因素**

疾病可影响老年人的食欲、食物的摄入及食物在体内的消化与吸收。如疼痛可使老年人食欲减退；消化系统疾病可影响食物的摄入、消化与吸收；危重症老年人可因饮食能力下降而导致摄食困难等；不良情绪如焦虑、恐惧、忧郁、悲伤等均可引起交感神经兴奋，抑制胃肠蠕动和消化液的分泌，使人食欲降低，进食减少甚至厌食。

**（三）社会文化因素**

1. 经济状况

经济状况直接影响人们对食物的购买力，从而影响人们的营养状况。

2. 饮食习惯

饮食嗜好多受地域、家庭经济、文化背景、民族、宗教等因素的影响。任何饮食习惯的改变或食物选择不当，都可引起人的不适应，从而影响食欲和食物的消化与吸收，导致营养失衡。因此，在饮食营养供给上要求个体化，一般在选择营养支持方式时可依据以下原则：能口服者给予天然饮食是首选；当胃肠功能健全或部分功能存在时，优先采用肠内营养；如胃肠功能障碍较重或老年人不能耐受肠内营养时可增加肠外营养以补充不足。同时老年人咀嚼及消化功能减退，应供给他们一些质地柔软且易于消化的食物。

## 二、协助老年人进食（水）技术

### （一）目的

协助有自理能力缺陷的老年人进食（水），保证营养供给及进食（水）安全。

### （二）操作前准备

1. 评估和解释

（1）评估老年人病情、意识状态、自理能力、合作程度。

（2）评估老年人饮食类型、吞咽功能、咀嚼能力、口腔疾患、营养状况、进食情况。

（3）了解有无餐前、餐中用药，有无特殊治疗或检查。

（4）评估现场环境，确定是否适合进食。

（5）向老年人和家属讲解配合要点及注意事项。

2. 老年人准备

对于卧床老年人按需给予便器，用后撤去，协助洗手，围上餐巾，备好床上小桌。

3. 环境准备

进餐前应注意病室卫生，清除一切污物，去除不良气味，停止一切不必要的治疗和检查，保持安静洁净的环境。

4. 个人准备

衣帽整洁，修剪指甲，洗手，戴口罩。

5. 用物准备

根据饮食单上的饮食种类配发食物。

### （三）操作步骤

见表 5-2。

表 5-2 协助进食（水）技术操作要点

| 操作要点 | 说明 |
|---|---|
| 1. 核对：确认老年人 | 协助老年人洗手 |
| 2. 体位：取坐位或半卧位 | 对视力障碍、行动不便的老年人，协助将食物、餐具等置于容易取放的位置，必要时协助进餐 |
| 3. 老年人进食过程中，评估老年人的咀嚼能力、吞咽能力、观察有无吞咽困难、呛咳、恶心、呕吐等 | 注意食物温度、软硬度 |
| 4. 操作后处理：<br>（1）协助老年人漱口<br>（2）整理床单位<br>（3）洗手<br>（4）记录 | 需要记录出入量的老年人，记录进食和饮水时间、种类、食物含水量和饮水量等 |

**（四）健康教育**

（1）对老年人进行营养饮食的宣教，使老年人了解良好的饮食习惯、合理的营养与人体健康的密切关系，改善不良的饮食习惯，维护合理营养。

（2）安排食谱时，向老年人介绍食物中所含的各种营养素及其含量，以及有关营养素的生理功能，并根据其生理状况和疾病治疗对营养的需求共同制订食谱。

**（五）注意事项**

（1）对不能自行进食者应耐心喂食，喂食方法：协助老年人取舒适的卧位，头偏向护士一侧，喂食时要耐心，每匙量不可过多，每次以 1/3 容量为宜，待完全咽下后再喂第二口。喂水方法：可用饮水管让老年人吸吮，采用一次性塑料管为宜，若用玻璃吸管，使用后必须冲洗干净，防止细菌污染，以备再用。

（2）对双目失明者或双眼被遮盖者，工作人员可告知老年人饮食内容，以增加老年人的进食兴趣。

## 三、肠内营养——鼻饲技术

**（一）目的**

对不能自行经口进食的老年人以鼻饲方式供给食物和药物，以维持其营养和治疗的需要。

**（二）操作前准备**

1. 评估和解释

（1）评估老年人病情、意识状态、营养状况、合作程度。

（2）评估管饲通路情况、输注方式，有无误吸风险。

（3）解释：向老年人及家属解释操作目的、过程及操作中配合方法。

2. 老年人准备

了解管饲饮食的目的、操作过程及注意事项，配合方法。

3. 环境准备

环境清洁，无异味。

4. 个人准备

衣帽整洁，修剪指甲，洗手，戴口罩。

5. 用物准备

（1）治疗车上层：鼻饲流食（38 ～ 40℃）、温开水适量、50mL 注射器 2 个、手消毒液。

（2）治疗车下层：生活垃圾桶、医用垃圾桶。

### （三）操作步骤

见表 5-3。

**表 5-3 鼻饲技术操作要点**

| 操作要点 | 说明 |
| --- | --- |
| 1. 核对：确认老年人 | |
| 2. 体位：病情允许，协助老年人取半卧位 | |
| 3. 检查并确认鼻胃管位置：连接注射器于胃管末端，抽吸见有胃液抽出，并评估胃内残余量；再注入少量温开水 | 如有异常及时报告 |
| 4. 灌注营养液：一手反折胃管末端，另一手抽吸营养液，缓慢匀速输注营养液，每次抽吸鼻饲液时应反折胃管末端，避免灌入空气 | 营养液温度以 38 ～ 40℃宜 |
| 5. 鼻饲完毕后，再次注入少量温开水，冲净鼻胃管 | 温开水可润滑管腔，防止营养液黏附于管壁，同时防止鼻饲液积存于管腔中变质造成胃肠炎或堵塞管腔 |
| 6. 将胃管末端反折，用纱布包好，用橡皮筋扎紧或用夹子夹紧，用别针固定于大单、枕旁或老年人衣领处 | 每次鼻饲量不超过 200mL，间隔时间大于 2 小时 |
| 7. 操作后处理：<br>（1）嘱老年人维持原卧位 20 ～ 30 分钟<br>（2）洗净鼻饲用的注射器，放于治疗盘内，用纱布盖好备用<br>（3）整理床单位<br>（4）洗手<br>（5）记录 | 维持原卧位有助于防止呕吐；鼻饲用物应每天更换消毒；记录鼻饲的时间，鼻饲物的种类、量，老年人反应等 |

### （四）健康教育

（1）给老年人讲解鼻饲液的温度、时间、量、胃管的冲洗、老年人卧位等。

（2）告知老年人胃管应定期更换。

### （五）注意事项

（1）营养液现配现用，粉剂应搅拌均匀，配制后的营养液密闭放置在冰箱冷藏，24 小时内用完，避免反复加热。

（2）长期留置鼻胃管或鼻肠管者，每天用油膏涂拭鼻腔黏膜，轻轻转动鼻胃管或鼻肠管，每日进行口腔护理，定期（或按照说明书）更换，对胃造口、空肠造口者，保持造口周围皮肤干燥、清洁。

（3）特殊用药前后用约 30mL 温水冲洗喂养管，药片或药丸经研碎、溶解后注入喂养管。

（4）避免空气输注入胃，引起胀气。

（5）保持管路妥善固定，放置恰当的管路标识。

（6）通过喂养管注入营养液时，也可用肠内营养泵注入。

## 四、肠外营养

胃肠外营养是按照老年人的需要，通过周围静脉或中心静脉输入人所需的全部能量及营养素，包括氨基酸、脂肪、各种维生素、电解质和微量元素的一种营养支持方法。

### （一）目的

用于各种原因引起的不能从胃肠道摄入营养、胃肠道需要充分休息、消化吸收障碍以及存在超高代谢等的老年人，保证热量及营养素的摄入，从而维持机体新陈代谢，促进老年人康复。

### （二）操作前准备

1. 评估和解释

（1）评估老年人病情、意识、合作程度、营养状况。

（2）评估输液通路情况、穿刺点及周围皮肤情况，确认静脉导管通畅、局部皮肤有无红肿、有无脓性分泌物等。

（3）向老年人及家属解释操作目的、过程及操作中配合方法。

2. 老年人准备

了解肠外营养的目的、操作过程、注意事项及配合方法。

3. 环境准备

环境清洁，无异味。

4. 个人准备

衣帽整洁，修剪指甲，洗手，戴口罩。

5. 用物准备

（1）治疗车上层：消毒剂、医用胶带、棉签、输液器、注射器、生理盐水、手表、速干手消毒剂、按医嘱准备的营养液。

（2）治疗车下层：生活垃圾桶、医用垃圾桶、利器盒。

### （三）操作步骤

见表 5-4。

**表 5-4　肠外营养输注操作要点**

| 操作要点 | 说明 |
|---|---|
| 1. 核对：携用物至老年人床旁，核对老年人信息，查对营养液标签 | 查对内容：床号、姓名、药物的名称、剂量、配制日期和时间，营养液有无悬浮物或沉淀 |
| 2. 冲管：输注前先用生理盐水冲管，然后连接营养袋（建议使用输液泵），调节滴速：开始时缓慢，逐渐增加滴速，保持输液速度均匀 | 一般首日输液速度 60 mL/h，次日 80 mL/h，第三日 100 mL/h，输液速度及浓度可根据老年人的年龄及耐受加以调节 |
| 3. 标注：注明开始输注的日期和时间，做好管道标识，固定管道，避免过度牵拉 | 营养液在 24 小时内输完 |

续表

| 操作要点 | 说明 |
|---|---|
| 4. 操作后处理：<br>（1）协助老年人取舒适卧位<br>（2）整理用物<br>（3）洗手<br>（4）记录 | 加强巡视、观察老年人输注过程中的反应；记录营养液使用的时间、量、滴速及输注过程中的反应 |

### （四）健康教育

（1）告知老年人及照护者输注过程中如有不适及时通知护士。

（2）告知老年人翻身、活动时保护管路及穿刺点局部清洁干燥的方法。

### （五）注意事项

（1）确保配制营养液及静脉穿刺过程中保持无菌操作。

（2）配制好的营养液储存于4℃冰箱内备用，24小时内输注完毕。

（3）输液器每12～24小时更换一次，每4小时用生理盐水脉冲式冲管一次。

（4）输液速度及浓度可根据老年人年龄及耐受情况加以调节，开始时缓慢，逐渐增加滴速，保持输液速度均匀。

（5）静脉营养导管严禁输入其他液体、药物及血液，也不可在此处采集血标本或测中心静脉压。

（6）使用前及使用过程中要对老年人进行严密的实验室监测，每日记录出入液量，观察血常规、电解质、血糖、氧分压、血浆蛋白、尿糖、酮体及尿生化等情况，根据老年人体内代谢的动态变化及时调整营养液配方。

（7）密切观察老年人的临床表现，注意有无并发症的发生。

# 第三节　清 洁 护 理

维持个体清洁卫生是确保个体舒适、安全及健康的重要条件之一。机体卫生状况不良会对个体的生理和心理产生负面影响，甚至诱发各种并发症。为保证老年人在住院期间身心处于最佳状态，工作人员应及时评估老年人的卫生状况，并根据老年人自理能力、卫生需求及个人习惯协助老年人进行卫生护理，确保老年人清洁和舒适，预防感染和并发症的发生。老年人的清洁卫生内容包括口腔护理、头发护理、皮肤护理、会阴部护理。

## 一、口腔护理

### （一）目的

（1）保持口腔清洁、湿润，预防口腔感染等并发症。

（2）去除口腔异味，促进食欲，确保老年人舒适。

（3）评估口腔变化（如黏膜、舌苔及牙龈等），提供老年人病情动态变化的信息。

### （二）操作前准备

1. 评估和解释

（1）评估老年人的年龄、病情、意识、心理状态、自理能力、配合程度和口腔卫生情况。

（2）评估口唇、口腔黏膜、牙龈、牙齿、舌苔、腭、唾液有无异常，口腔有无异味、牙齿有无松动，有无活动性义齿。

（3）向老年人解释口腔护理的目的、配合要点及注意事项。

2. 老年人准备

（1）了解口腔护理的目的、配合要点及注意事项。

（2）取舒适、安全且易于操作的体位。

3. 环境准备

宽敞、光线充足或有足够的照明。

4. 个人准备

衣帽整洁，修剪指甲，洗手，戴口罩。

5. 用物准备

（1）治疗车上层：手电筒、一次性口腔护理包（内有弯盘两个，垫巾 1 块，弯止血钳 1 把，镊子 1 把，压舌板 1 个，棉球数个）、纱布数块、棉签 1 包、10mL 生理盐水 2 支，清醒老年人备吸管与水杯（内盛漱口溶液）、手消剂、执行单、笔。必要时备开口器、液体石蜡或润唇膏、口腔护理液、口腔外用药。

（2）治疗车下层：生活垃圾桶、医用垃圾桶。

### （三）操作步骤

见表 5-5。

**表 5-5　口腔护理技术操作要点**

| 操作要点 | 说明 |
|---|---|
| 1. 核对：携用物至老年人床旁，核对老年人信息 | |
| 2. 体位：协助老年人侧卧或仰卧，头偏向一侧，面向操作者 | 便于分泌物及多余水分从口腔流出，防止反流造成误吸 |
| 3. 铺巾置盘：打开口腔护理包，将垫巾铺于老年人颌下，将弯盘放于老年人口角旁 | 防止床单、枕头及老年人衣服被浸湿 |
| 4. 湿润口唇：棉签蘸取温水湿润口唇（有活动义齿者纱布包裹取下并刷洗干净浸泡冷水中） | 防止口唇干裂者直接张口破裂出血 |
| 5. 漱口：将吸水管放入水杯中，协助清醒老年人漱口 | |

续表

| 操作要点 | 说明 |
|---|---|
| 6. 操作中评估：嘱老年人张口，一手用压舌板撑开颊部，一手用手电筒观察口腔黏膜及齿龈变化；昏迷老年人或牙关紧闭者可用开口器协助张口 | 便于全面观察口腔内状况 |
| 7. 润湿清点棉球：将生理盐水倒入弯盘内棉球上，用止血钳、镊子一边挤棉球一边清点棉球数量，盛有棉球的弯盘放于空弯盘的外侧 | 挤干棉球方法正确（镊子在上面，止血钳在下面），以不能挤出液体为宜 |
| 8. 按顺序擦拭：<br>（1）嘱老年人咬合上下齿，用止血钳夹住湿棉球，用压舌板轻轻撑开老年人对侧颊部，纵向擦洗对侧牙齿外侧面，由臼齿洗向门齿（上牙向下擦，下牙向上擦），同法擦洗近侧外侧面<br>（2）嘱老年人张口，依次纵向擦洗对侧上内侧面、横向擦洗对侧上咬合面、对侧下内侧面、对侧下咬合面，以弧形擦洗对侧峡部，同法擦洗近侧牙齿<br>（3）之字形擦洗舌面、硬腭及舌下口腔底<br>（4）擦洗完毕，清点棉球数量 | 使棉球包裹止血钳尖端；每个棉球只擦一面，棉球干湿适宜；擦洗舌面时勿触及咽部，以免引起恶心，观察老年人反应 |
| 9. 再次漱口：操作前后一致，协助老年人再次漱口，纱布擦净口周部位 | |
| 10. 再次评估：用压舌板、手电筒检查口腔情况 | 查看有没有遗留棉球、擦拭是否干净 |
| 11. 润唇：如有口唇干裂涂石蜡油或润唇膏，口腔黏膜溃疡，根据医嘱给予药物撒于溃疡处，浸泡后的义齿给老年人戴上 | |
| 12. 操作后处理：<br>（1）撤去弯盘及治疗巾<br>（2）协助老年人取舒适卧位，整理床单位<br>（3）整理用物<br>（4）洗手<br>（5）记录 | 确保老年人舒适、安全 |

### （四）健康教育

（1）告知老年人口腔卫生的重要性。

（2）根据老年人存在问题进行针对性指导。

### （五）注意事项

（1）操作时避免弯钳触及牙龈或口腔黏膜。

（2）昏迷或意识模糊的老年人使用的棉球不能过湿，操作中注意夹紧棉球，防止遗留在口腔内，禁止漱口。

（3）有活动性义齿的老年人协助清洗义齿。

（4）使用开口器时从磨牙处放入。

## 二、会阴护理

### （一）目的

（1）保持会阴部清洁、舒适，预防和减少感染。

（2）保持有伤口的会阴部清洁，促进伤口愈合。

## （二）操作前准备

1. 评估和解释

（1）评估老年人的病情、意识、配合程度，有无失禁及留置导尿管。

（2）评估病室温度及遮蔽程度。

（3）评估老年人会阴清洁程度，会阴皮肤黏膜情况，会阴部有无伤口，阴道流血、流液情况。

（4）向老年人解释会阴护理的目的、配合要点及注意事项。

2. 老年人准备

（1）了解会阴护理的目的、配合要点及注意事项。

（2）老年人取仰卧位，双腿屈膝外展。

3. 环境准备

关闭门窗，注意保暖，拉上隔帘，保护老年人隐私。

4. 个人准备

衣帽整洁，修剪指甲，洗手，戴口罩。

5. 用物准备：

（1）治疗车上层：清洁棉球、无菌溶液、大量杯、镊子、一次性手套、橡胶单、中单、毛巾、浴巾、浴毯、卫生纸、手消毒液和水壶（内盛温水，温度与体温相近，以不超过 40℃为宜）。

（2）治疗车下层：便盆和便盆巾、生活垃圾桶、医用垃圾桶。

## （三）操作步骤

见表 5-6。

**表 5-6 会阴护理技术操作要点**

| 操作要点 | 说明 |
| --- | --- |
| 1. 核对：确认老年人信息 | |
| 2. 遮挡：关闭门窗、拉上隔帘 | 保护隐私 |
| 3. 体位：协助老年人取仰卧位，双腿屈膝外展 | 充分暴露会阴部 |
| 4. 垫巾脱裤：将橡胶单和中单置于老年人臀下，协助老年人脱对侧裤腿，盖在近侧腿部，对侧腿用盖被遮盖 | 防止老年人受凉 |
| 5. 备水、戴手套 | 水温合适，以不超过 40℃为宜 |

续表

| 操作要点 | 说明 |
| --- | --- |
| 6. 擦洗会阴部：<br>（男性）<br>（1）擦洗大腿内侧 1/3：由外向内擦洗至阴囊边缘<br>（2）擦洗阴茎头部；轻轻提起阴茎，手持纱布将包皮后推，露出阴茎头部，由尿道口向外环形擦洗阴茎头部<br>（3）擦洗阴茎体部；沿阴茎体由上向下擦洗<br>（4）擦洗阴囊部：擦洗阴囊及阴囊下皮肤皱褶处<br>（女性）<br>（1）擦洗大腿内侧：由外向内擦洗至大阴唇边缘<br>（2）擦洗阴阜<br>（3）擦洗阴唇部位<br>（4）擦洗尿道口和阴道口：分开阴唇，暴露尿道口和阴道口，由上到下从会阴部向肛门方向轻轻擦洗各个部位，彻底擦净阴唇、阴蒂及阴道口周围部分<br>（5）置便盆于老年人臀下<br>（6）冲洗：一手持装有温水的大量杯，一手持夹有棉球的大镊子，边冲水边擦洗会阴部，从会阴部冲洗至肛门部，冲洗后，将会阴部彻底擦干<br>（7）撤去便盆 | 力量柔和、适度，避免过度刺激 |
| 7. 擦洗肛周及肛门：协助老年人取侧卧位，擦洗肛周及肛门部位 | |
| 8. 局部用药：大、小便失禁者，可在肛门和会阴部位涂凡士林或氧化锌软膏 | |
| 9. 操作后处理：<br>（1）脱手套，撤除橡胶单和中单<br>（2）协助老年人穿好衣裤，取舒适卧位<br>（3）整理床单位<br>（4）整理用物<br>（5）洗手<br>（6）记录 | 确保老年人舒适、安全 |

### （四）健康教育

教育老年人经常检查会阴部卫生情况，及时做好清洁护理，预防感染，女性老年人观察阴道分泌物的性状和有无异味等。

### （五）注意事项

（1）进行会阴部擦洗时，每擦洗一处需变换毛巾部位。若会阴部有伤口，应使用无菌棉球擦拭，每擦洗一处应更换一个棉球。

（2）擦洗时动作轻稳，顺序清楚，从污染最小部位至污染最大部位清洁，避免交叉感染。

（3）操作中减少暴露，注意保暖，并保护老年人隐私。

（4）擦洗溶液温度适中，减少刺激。

（5）注意观察会阴部皮肤黏膜情况。有伤口者需注意观察伤口有无红肿、分泌物的性状、伤口愈合情况。如发现异常，及时向医生汇报，并配合处理。

（6）留置导尿者，需做好留置导尿管的清洁与护理：清洁尿道口和尿管周围，擦洗顺序为尿道口向远端依次擦洗尿管的对侧→上方→近侧→下方；检查留置尿管及尿袋开始使用日期；操作过程中尿管置于老年人腿下并妥善固定；操作后注意导尿管是否通畅，避免脱落或打结。

## 三、协助沐浴和床上擦浴

清洁皮肤可去除皮肤污垢，刺激皮肤血液循环。同时，皮肤清洁可使个体感觉清新、放松，利于维持外观和增进自尊。洗浴方式取决于老年人的年龄、活动能力、健康状况及个人习惯等。可独自站立行走的老年人可采用淋浴，以清洁皮肤为目的，采用流动的水淋浴为佳，若老年人活动受限，则应为其进行床上擦浴。

### （一）协助老年人沐浴和床上擦浴应遵循的原则

1. 提供私密空间

关闭门窗或拉上隔帘。若为老年人擦浴时，只暴露正在擦洗的部位，注意适时遮盖身体其他部位，保护老年人隐私。

2. 保证安全

洗浴区域配备必要的安全措施，如防滑地面、扶手等。在离开老年人床单位时，需妥善安放床栏（特别是不能自理或意识丧失老年人）；在临时离开病室时，应将呼叫器放于老年人易取位置。

3. 注意保暖

关闭门窗，控制室温，避免空气对流。皮肤潮湿时，空气对流易导致热量大量散失。洗浴过程中尽量减少老年人身体暴露，避免着凉。

4. 提高老年人自理能力

鼓励老年人尽可能参与洗浴过程，根据需要给予协助。

5. 预测老年人需求

事先将换洗的清洁衣服和卫生用品置于老年人床边或浴室内。

### （二）协助老年人沐浴操作前准备

1. 评估和解释

（1）评估老年人的病情、意识、心理状态、自理能力、皮肤状况、配合程度和沐浴习惯。

（2）评估病室或浴室环境。

（3）向老年人及家属解释沐浴的目的、方法及注意事项，取得配合。

2. 老年人准备

（1）了解洗浴的目的、方法及注意事项。

（2）根据需求协助老年人排便。

3. 环境准备

调节室温至22℃以上，水温以皮肤温度为准，夏季可略低于体温，冬季可略高于体温。

4. 个人准备

衣帽整洁，修剪指甲，洗手，戴口罩。

5. 用物准备

（1）治疗车上层：脸盆、毛巾、浴巾、浴皂（根据皮肤情况选择酸、碱度适宜的洗浴用品）、洗发液、清洁衣裤、拖鞋、手消毒液。

（2）治疗车下层：生活垃圾桶、医用垃圾桶。

### （三）操作步骤

见表5-7。

表5-7 协助沐浴操作要点

| 操作要点 | 说明 |
|---|---|
| 1. 核对：确认老年人，询问老年人有无特殊用物需求 | 必要时协助老年人排便 |
| 2. 备物：协助老年人准备洗浴用品，放于浴盆或浴室内易取处 | 检查浴盆或浴室是否清洁，浴室放置防滑垫 |
| 3. 协助老年人入浴室，嘱老年人穿好浴衣和拖鞋。指导老年人调节冷、热水开关及使用浴室呼叫器。将“正在使用”标记挂于浴室门外 | 嘱老年人进、出浴室时扶好安全把手，浴室勿反锁门 |
| 4. 洗浴：老年人洗浴时，加强巡视 | 每隔5分钟检查老年人情况，观察老年人在沐浴过程中的反应 |
| 操作后处理：<br>（1）据情况协助老年人擦干皮肤，穿好清洁衣裤和拖鞋<br>（2）协助老年人回病室，取舒适卧位<br>（3）整理用物<br>（4）洗手<br>（5）记录 | 记录老年人在沐浴中及沐浴后病情变化及沐浴时间 |

### （四）健康教育

（1）协助沐浴时，指导老年人及照护者使用浴室的呼叫器。

（2）告知老年人及照护者沐浴时不应用湿手接触电源开关，不要反锁浴室门。

（3）指导老年人洗浴时预防意外跌倒和晕厥的方法。

### （五）注意事项

（1）洗浴应在进食1小时后进行，以免影响消化功能。

（2）盆浴浸泡时间不应超过10分钟，浸泡过久易导致疲倦。

（3）向老年人解释呼叫器的使用方法，嘱老年人如在洗浴过程中感到虚弱无力、眩晕，应立刻呼叫帮助。

（4）若遇老年人发生晕厥，应立即将老年人抬出、平卧、保暖，通知医生并配合处理。

（5）患传染性疾病的老年人应根据病情和隔离原则进行洗浴。

**（六）协助老年人床上擦浴操作前准备**

1. 评估和解释

（1）评估：老年人的年龄、病情、意识、心理状态、自理能力和配合程度；皮肤完整性及清洁度；伤口及引流管情况。

（2）向老年人及家属解释床上擦浴的目的、方法、注意事项及配合要点。询问老年人是否需要排便。

2. 老年人准备

（1）了解床上擦浴的目的、方法、注意事项及配合要点。

（2）病情稳定，全身状况较好。

（3）根据需要排便。

3. 环境准备

调节室温在 24℃以上，关闭门窗，拉上窗帘或使用屏风遮挡。

4. 个人准备

衣帽整洁，修剪指甲，洗手，戴口罩。

5. 物品准备

（1）治疗车上层：浴巾 2 条、毛巾 2 条、浴皂、小剪刀、梳子、浴毯、按摩油 / 膏、护肤用品（润肤剂、爽身粉）、脸盆 2 个、清洁衣裤和被服、手消毒液。

（2）治疗车下层：水桶 2 个（一桶盛热水，按年龄、季节和个人习惯调节水温，另一盛污水）、便盆及便盆巾、生活垃圾桶、医用垃圾桶。

**（七）操作步骤**

见表 5-8。

**表 5-8　床上擦浴操作要点**

| 操作要点 | 说明 |
| --- | --- |
| 1. 核对：确认老年人 | 询问老年人有无特殊用物需求，按需要给予便器 |
| 2. 关闭门窗，屏风遮挡 | 防止老年人着凉，保护老年人隐私 |
| 3. 体位：协助老年人移近操作者，取舒适卧位，并保持身体平衡 | 确保老年人舒适 |
| 4. 盖浴毯：根据病情放平床头及床尾支架，松开盖被，移至床尾，浴毯遮盖老年人 | |

续表

| 操作要点 | 说明 |
| --- | --- |
| 5. 备水：将脸盆和浴皂放于床旁桌上，倒入适量温水 | 温水可促进老年人肌肉放松 |
| 6. 擦洗面部和颈部：<br>（1）将一条浴巾铺于老年人枕上，另一条浴巾盖于老年人胸部；将毛巾折成手套状，包于护士手上，将包好的毛巾放入水中，彻底浸湿<br>（2）温水擦洗老年人眼部，由内眦至外眦，使用毛巾不同部位轻轻擦干眼部<br>（3）按顺序洗净并擦干前额、面颊、鼻翼、耳后、下颌直至颈部，根据老年人情况和习惯使用浴皂 | 避免使用浴皂擦拭眼睛，以免引起刺激 |
| 7. 擦洗上肢和手：<br>（1）为老年人脱去上衣，盖好浴毯：先脱近侧，后脱远侧<br>（2）移去近侧上肢浴毯，将浴巾纵向铺于老年人上肢下面<br>（3）将毛巾涂好浴皂，擦洗老年人上肢，直至腋窝，而后用清水擦净，浴巾擦干<br>（4）将浴巾对折，放于老年人床边处，置脸盆于浴巾上；协助老年人将手浸于脸盆中，洗净并擦干。根据情况修剪指甲；操作后移至对侧，同法擦洗对侧上肢 | 如有肢体外伤或活动障碍，应先脱健侧，后脱患侧；浴皂要擦洗干净，以免残留破坏皮肤正常菌群；从远心端向近心端擦拭 |
| 8. 擦洗胸、腹部：<br>（1）根据需要换水，测试水温<br>（2）将浴巾盖于老年人胸部，将浴毯向下折至老年人脐部，操作者一手掀起浴巾一边，用另一包有毛巾的手擦洗老年人胸部<br>（3）将浴巾纵向盖于老年人胸、腹部（可使用两条浴巾）。将浴毯向下折叠至会阴部。护士一手掀起浴巾一边，用另一包有毛巾的手擦洗老年人腹部一侧，同法擦洗腹部另一侧。彻底擦干腹部皮肤 | 擦洗女性老年人乳房时应环形用力，注意擦净乳房下皮肤皱褶处。必要时可将乳房抬起 |
| 9. 擦洗背部：<br>（1）协助老年人取侧卧位，背向护士，将浴巾纵向铺于老年人身下<br>（2）将浴毯盖于老年人肩部和腿部<br>（3）依次擦洗后颈部、背部至臀部<br>（4）进行背部按摩<br>（5）协助老年人穿好清洁上衣<br>（6）将浴毯盖于老年人胸、腹部，换水 | 穿衣服先穿对侧，后穿近侧，如有肢体外伤或活动障碍，先穿患侧，后穿健侧 |
| 10. 擦洗下肢、足部及会阴部：<br>（1）协助老年人平卧<br>（2）将浴毯撤至床中线处，盖于远侧腿部，确保遮盖会阴部位，将浴巾纵向铺于近侧腿部下面<br>（3）依次擦洗踝部、膝关节、大腿，洗净后彻底擦干<br>（4）移盆于足下，盆下垫浴巾<br>（5）一手托起老年人小腿部，将足部轻轻置于盆内，浸泡后擦洗足部<br>（6）操作者移至床对侧。将浴毯盖于洗净腿，同法擦洗近侧下肢，擦洗后，浴毯盖好老年人，换水<br>（7）用浴巾盖好上肢和胸部，浴毯盖好下肢，只暴露会阴部，洗净并擦干会阴部（见会阴部护理）<br>（8）协助老年人穿好清洁裤子 | 根据情况修剪指甲，彻底擦干足部。若足部过于干燥，可使用润肤剂 |

续表

| 操作要点 | 说明 |
| --- | --- |
| 11. 梳头：协助老年人取舒适体位，为老年人梳头 | |
| 12. 操作后处理：<br>（1）整理床单位，按需更换床单<br>（2）取舒适卧位<br>（3）整理用物<br>（4）洗手<br>（5）记录 | |

### （八）健康教育

（1）向老年人及家属讲解皮肤护理的意义、方法及进行床上擦浴时的注意事项。

（2）教育并指导老年人经常观察皮肤，预防感染和压疮等并发症发生。

### （九）注意事项

（1）擦浴时应注意保暖，控制室温，随时调节水温，及时为老年人盖好浴毯。天冷时可在被内操作。

（2）操作时动作敏捷、轻柔，减少翻动次数。通常于 15 ～ 30 分钟内完成擦浴。

（3）擦浴过程中应注意观察老年人病情变化及皮肤情况，如出现寒战、面色苍白、脉速等征象，应立即停止擦浴，并给予适当处理。

（4）擦浴过程中，注意保护伤口和引流管，避免伤口受压、引流管打折或扭曲。

## 四、床上洗头

头发护理是老年人日常卫生护理的重要内容之一。有效的头发护理可维持良好的外观，同时保持头发清洁，会减少感染机会。床上洗头时应以确保老年人安全、舒适及不影响治疗为原则。长期卧床老人，应每周洗发一次。有头虱的老年人，须经灭虱处理后再洗发。护士在实际工作中可根据医院现有条件为老年人进行床上洗头，如采用马蹄形垫、扣杯法或洗头车等方法。

### （一）目的

（1）去除头皮屑和污物，清洁头发，减少感染机会。

（2）按摩头皮，促进头部血液循环及头发生长代谢。

（3）增强老年人舒适感，增进身心健康。

### （二）操作前准备

1. 评估和解释

（1）评估老年人的年龄、病情、意识、心理状态、自理能力及配合程度、头发卫生状况。

（2）评估观察老年人头皮有无头皮屑、抓痕、擦伤及皮疹等情况。

（3）向老年人及家属解释床上洗头的目的、方法、注意事项及配合要点。

2. 老年人准备

（1）了解床上洗头的目的、方法及注意事项。

（2）根据需求协助老年人排便。

3. 环境准备

环境宽敞、明亮，关好门窗，调节室温。

4. 个人准备

衣帽整洁，修剪指甲，洗手，戴口罩。

5. 用物准备

（1）治疗盘内备：橡胶单、浴巾、毛巾、别针、眼罩或纱布、耳塞或棉球（以不吸水棉球为宜）、量杯、洗发液、梳子。

（2）治疗盘外备：橡胶马蹄形卷或自制马蹄形垫、水壶（内盛热水，水温略高于体温，以不超过40℃为宜）、脸盆或污水桶、手消毒液，需要时可备电吹风。

（3）治疗车下层：生活垃圾桶、医用垃圾桶。扣杯式洗头法另备搪瓷杯、橡胶管。

### （三）操作步骤

见表5-9。

**表5-9 床上洗头操作要点**

| 操作要点 | 说明 |
|---|---|
| 1. 核对：确认老年人信息 | |
| 2. 围毛巾：松开衣领向内折，毛巾围于颈下，别针固定 | |
| 3. 铺橡胶单：铺橡胶单和浴巾于枕上 | 防止沾湿床单位 |
| 4. 体位：<br>（1）马蹄形垫床上洗头法：协助老年人取仰卧位，上半身斜向床边，枕垫于老年人肩下。置马蹄形垫于老年人后颈下，使老年人颈部枕于马蹄形垫突起处，头部置于水槽中。马蹄形垫下端置于脸盆或污水桶中<br>（2）扣杯式床上洗头法：协助老年人取仰卧位，枕垫于老年人肩下。铺橡胶单和浴巾于老年人头部位置。取脸盆一只，盆底放一条毛巾，倒扣搪瓷杯于盆底，杯上垫折成四折并外裹防水薄膜的毛巾。将老年人头部枕于毛巾上，脸盆内置一根橡胶管，下接污水桶<br>（3）洗头车床上洗头法：协助老年人取仰卧位，上半身斜向床边，头部枕于洗头车的头托上，将接水盘置于老年人头下 | |
| 5. 保护眼耳：用棉球或耳塞塞好双耳，用纱布或眼罩遮盖双眼 | 防止操作中水流入眼睛和耳朵 |
| 6. 洗发：<br>（1）松开头发，温水充分浸湿<br>（2）取适量洗发液于掌心，均匀涂抹于头发，由发际至脑后部反复揉搓，同时用指腹轻轻按摩头皮<br>（3）温水冲洗干净 | 揉搓力度适中，避免指甲搔抓，以免损伤头皮 |
| 7. 擦干头发：解下颈部毛巾，擦去头发水分。取下眼罩和耳内棉球或耳塞。用毛巾包裹头发，擦干面部 | |

续表

| 操作要点 | 说明 |
|---|---|
| 8. 操作后处理：<br>（1）擦干头发、梳理整齐或电吹风吹干<br>（2）协助老年人取舒适卧位<br>（3）整理用物<br>（4）洗手<br>（5）记录 | |

**（四）健康教育**

（1）告知老年人床上洗头目的和配合要点。

（2）告知老年人操作中如有不适及时通知护士。

**（五）注意事项**

（1）洗发过程中，注意调节室温和水温，为老年人保暖，及时擦干头发，防止受凉。

（2）洗发过程中，随时观察老年人病情变化，若面色及生命体征有异常情况应及时处理。

（3）操作中保持老年人体位舒适，保护伤口及各种管路，防止水流入耳、眼。

（4）洗发时间不可过久，以免引起头部充血或不适。

（5）危重或极度虚弱老年人不宜洗发。

## 第四节　管 道 护 理

管道是临床上用于诊断和治疗疾病的重要手段和不可缺少的重要工具，它可以是一种治疗方法，也可以是治疗方法中所必需的辅助措施，因此管道的护理是老年护理常见的护理操作。

### 一、留置导尿管护理

**（一）目的**

（1）保持会阴部清洁干燥、促进舒适。

（2）防止泌尿系统逆行感染。

**（二）操作前准备**

1. 评估和解释

（1）评估老年人年龄、意识状态、病情、心理状况、自理能力、合作程度。

（2）评估老年人会阴清洁程度，尿道口及会阴部皮肤黏膜情况。

（3）评估尿管留置时间、尿液颜色、性状、量、膀胱功能，有无尿频、尿急、腹痛等症状。

（4）向老年人解释留置导尿管护理的目的、配合要点及注意事项。

2. 老年人准备

了解留置导尿管护理的目的、配合要点及注意事项。

3. 环境准备

酌情关闭门窗、围帘或屏风遮挡，保持合适的室温，光线充足。

4. 个人准备

衣帽整洁，修剪指甲，洗手，戴口罩。

5. 用物准备

（1）治疗车上层：皮肤黏膜消毒剂、消毒棉球数个、弯盘、镊子、一次性尿袋、一次性手套、一次性垫巾。

（2）治疗车下层：生活垃圾桶、医用垃圾桶、必要时备便盆。

### （三）操作步骤

见表 5-10。

表 5-10 留置导尿管的护理操作要点

| 操作要点 | 说明 |
|---|---|
| 1. 核对：确认老年人信息 | |
| 2. 体位：协助患者取下肢屈膝仰卧体位，两腿外展，暴露外阴 | 方便操作 |
| 3. 垫巾：臀下垫一次性垫巾 | 保持床单位不被污染、预防感染发生 |
| 4. 戴手套，将棉球倒于弯盘中，用黏膜消毒剂充分浸湿棉球，将弯盘置于患者两腿之间 | |
| 5. 手持镊子根据男、女性尿道解剖特点进行消毒：<br>（1）女性患者用消毒棉球擦拭尿道口及外阴<br>（2）男性患者擦拭尿道口、龟头及包皮 | 每天 1 ～ 2 次 |
| 6. 放出集尿袋中的尿液，必要时更换集尿袋 | 通常每周更换集尿袋 1 ～ 2 次，若有尿液性状、颜色改变，需及时更换 |
| 7. 妥善固定尿袋：尿袋的位置低于膀胱，保持引流通畅，避免导管受压、扭曲、牵拉、堵塞 | 别针固定要稳妥，避免伤害患者；尿管要留出足够长度，防止翻身牵拉 |
| 8. 训练膀胱反射功能：间歇式夹闭导尿管，每 3 ～ 4 小时开放 1 次，使膀胱定时充盈和排空，促进膀胱功能的恢复 | |
| 9. 操作后处理：<br>（1）撤去一次性垫巾，放于感染性垃圾桶，摘手套<br>（2）协助老年人穿好裤子，取舒适卧位，整理床单位<br>（3）洗手<br>（4）记录 | |

### （四）健康教育

（1）向老年人及家属解释留置导尿的目的和护理方法，并鼓励其主动参与护理。

（2）向老年人及家属说明摄取足够的水分和进行适当的活动对预防泌尿系统感染的重要性。

（3）注意保持引流通畅，避免因导尿管受压、扭曲、堵塞等导致泌尿系统的感染。

（4）在离床活动时，应将导尿管远端固定在大腿上，以防导尿管脱出。集尿袋不可过高并避免挤压，防止尿液反流，导致感染的发生。

**（五）注意事项**

（1）注意老年人的主诉并观察尿液情况，发现尿液混浊、沉淀、有结晶时，应及时处理。

（2）避免频繁更换集尿袋，以免破坏其密闭性。

（3）尿管应有标识并注明置管日期，定期更换导尿管，尿管的更换频率通常由导尿管的材质决定，一般为 每 4 周更换 1 次。

## 二、静脉导管（PICC、CVC）的维护

**（一）目的**

（1）减少输液相关并发症。

（2）规范执行护理技术，降低导管相关血流感染。

（3）维持导管功能状态。

（4）增强老年人舒适感。

**（二）操作前准备**

1. 评估与解释

（1）评估老年人的年龄、病情、意识状态及心理状态，评估置管部位的皮肤、穿刺点局部情况及肢体活动度。

（2）告知老年人即将进行的操作技术目的、方法、注意事项及配合要点、获得老年人理解和支持。

2. 老年人准备

穿着宽松的衣服，袖口不宜过紧。取平卧位，上臂外展与躯干呈 90°。

3. 环境准备

清洁、整齐，每日行空气消毒 2 次。

4. 个人准备

衣帽整洁，修剪指甲，洗手，戴口罩。

5. 物品准备

（1）治疗盘内：快速手消剂、75% 酒精、无菌棉签、一次性治疗巾、10mL 注射器 2 个、可来福接头 1 个、一次性 PICC 护理包 1 个、生理盐水（50mL)1 袋、肝素钠（50U)

1支。

（2）治疗盘外：笔、PICC维护手册、皮尺。

（3）治疗车下层：生活垃圾桶、医用垃圾桶、利器盒。

**（三）操作步骤**

见表5-11。

**表5-11 静脉导管维护操作要点**

| 操作要点 | 说明 |
| --- | --- |
| 1. 核对：携用物至床旁，确认老年人 | |
| 2. 评估穿刺点及周围皮肤情况和了解导管刻度、位置，询问有无乙醇溶液过敏史 | 如有过敏史则另备生理盐水清洁皮肤 |
| 3. 测量双侧臂围，与原资料核对。老年人臂下铺一次性治疗巾隔湿。 | 成年人为肘关节上10 cm处 |
| 4. 体位：协助老年人移向对侧，并指导其头偏向对侧，充分暴露换药部位 | |
| 5. 洗手，无菌方式打开可来福接头/肝素帽外包装，用10mL注射器抽吸生理盐水10mL放在外包装内备用，用另一个10mL注射器配置5mL肝素盐水（50U）放在外包装内备用 | |
| 6. 撤除可来福接头上的敷料，用75%酒精棉签/片用力涂擦路厄式接头横断面10～15秒、路厄式接头外侧面及路厄式接头下面皮肤5秒，用备好生理盐水10mL的注射器连接可来福接头并排气，再接路厄式接头并旋紧，以脉冲方式冲洗导管，保留可来福接头，撤出注射器，再用备好的肝素盐水正压封管 | 若为肝素帽：正确取出肝素帽，连接路厄式接头，用针头穿刺肝素帽，其余步骤相同 |
| 7. 先撕除贴膜上的固定胶条后以0角度方式撕除贴膜 | 固定导管自下而上去除敷料，注意切勿将导管引出体外 |
| 8. 再次洗手，打开换药包，将无菌治疗巾铺于置管上肢下面，戴无菌手套，取下白色小翼正反面碘附消毒，以穿刺点为中心用碘附棉签消毒，（顺时针、逆时针消毒），上下直径20cm，两侧直径至臂缘，待干2分钟，避开穿刺点lcm，同法用75%酒精棉签消毒待干，距穿刺点约0.5cm处安装白色小翼，将体外导管摆放U弯或S弯，用透明贴膜全部覆盖，穿刺点位于贴膜中心位置。脱手套，胶带交叉固定路厄式接头部位，再用1条胶带横向固定，可来福接头用小方纱包裹并固定牢固，在专用胶带上用记号笔记录换膜时间及姓名 | |
| 9. 操作后处理：<br>（1）整理床单位，取舒适卧位<br>（2）整理用物<br>（3）洗手<br>（4）记录 | 用物按医疗废物处理原则分类放置；在PICC手册上记录维护的日期、时间、局部皮肤情况、臂围、内置长度和外露长度并签全名 |

**（四）健康教育**

（1）保持局部清洁干燥，不要擅自撕下贴膜。

（2）可从事一般性日常工作、家务劳动、体育锻炼，但应避免术侧肢体提过重的物体或做引体向上、托举哑铃等持重训练。

（3）是否可以洗澡取决于老年人的整体身体情况，但注意不要将敷料弄湿。沐浴前用保鲜膜将导管包裹严密，上下用胶布贴紧，沐浴后检查敷料有无潮湿，如有潮湿应立即更换敷料。

（4）自行观察。观察贴膜是否有卷曲、松动、潮湿，输液时注意观察滴数是否变慢，观察穿刺点周围有无发红、疼痛、肿胀、有无渗出，观察导管的正压接头有无松动、脱落，手臂弯曲时导管外漏部分有无打折、破损，如有异常及时就诊。

（5）告知老年人下次 PICC、CVC 维护时间。

### （五）注意事项

（1）若老年人多汗或穿刺点渗液、渗血，宜首选无菌纱布敷料。

（2）冲管时如遇导管堵塞时，分析堵塞原因，不应强行冲管；确认导管堵塞时，PICC 应遵医嘱及时处理并记录。

（3）去除敷料时尽可能不污染贴膜下皮肤及导管。

（4）勿用酒精棉签消毒穿刺点，以免引起化学性静脉炎。

（5）将体外导管放置呈弯曲，以降低导管张力，避免导管移动。

（6）严格无菌操作，敷料要完全覆盖体外导管，以免引起感染。

（7）待完全干后再覆盖敷料。

# 第五节 体位管理

舒适体位是指老年人感到轻松自在，肢体处于功能位置，同时维持皮肤完整，避免产生压疮的体位。注意无论老年人取何种卧位都要保持头与脊椎呈一条直线，维持老年人身体各个关节在功能位上。同时要根据老年人实际情况变换体位，避免局部长期受压。注意老年人安全，预防身体各部位受伤。变换体位时预先与老年人沟通，取得老年人的理解和配合。

## 一、卧位的护理

### （一）目的

根据老年人病情和舒适度的要求，协助采取主动体位或被动体位，以减轻身体不适和疼痛、治疗疾病、预防并发症及配合进行各种检查。

### （二）评估和解释

（1）评估老年人病情、意识状态、自理能力、合作程度。

（2）了解诊断、治疗和护理要求，选择体位。

（3）评估自主活动能力、卧位习惯。

（4）向老年人解释各种卧位的目的、方法、配合要点。

### （三）操作要点

1. 仰卧位

仰卧位是卧床老年人最常取的卧位。协助老年人平卧，头部距离床头 5 ～ 10 cm；用枕头垫高头部、颈部及肩部；用手伸入老年人的颈部及腰下的凹陷处，若悬空即以小枕支托；在双膝下置一个标准枕支托；在两小腿下置一小枕，双腿外侧可放长圆枕或毛毯卷；床尾置一个长条枕，双足抵住枕头；置小枕于手肘至手腕处，维持老年人肩关节及肘关节功能位。检查各关节及骨隆突处是否受压，在身体悬空处垫上小枕。

2. 侧卧位

将老年人双手抱于胸前，将对侧膝盖屈曲立起，脚踏放在近侧脚的膝盖旁，扶住老年人肩部与臀部，翻向执行者。也可使用翻身单协助翻身。放入 L 形枕，长边放在老年人背部帮助支托背部维持侧卧，短边夹在双腿中间避免双膝摩擦。较瘦者后面可再多放一长型糖果枕，避免 L 形枕移位。注意脊椎是否呈一直线，完成翻身动作后要拉上床挡预防坠床。

3. 半坐卧位

先用床头低、床尾高的姿势将老年人往床头移位。单人时，可利用从腋下拉枕头的方式或直接拉中单的方式将老年人向床头拉动；双人时，可站在两侧以拉中单的方式往床头移位，或一双手置于肩下，另一双手置于腰臀部一同往上移位。将床头抬高呈 30° ～ 50° ，将 U 形枕置于老年人背后，使膝盖屈曲，置一条形枕于膝下；根据情况，使用合适形状的枕头垫高头部并支托颈部、腰部及手肘；各置一小枕于两小腿下，让足跟悬空；床尾置一个长条枕，让双足抵住枕头；检查各关节及骨隆突处是否受压，在身体悬空处垫小枕。

4. 端坐卧位

坐起，床上放一跨床小桌，桌上放软枕，老年人伏桌休息；可使用软枕、靠背架等支持物辅助坐姿。必要时加用床挡，同时做好背部保暖。

### （四）健康教育

（1）协助并指导老年人按要求采用不同体位，掌握更换体位时保护各种管路的方法。

（2）告知老年人调整体位的意义和方法，注意适时调整和更换体位，如局部感觉不适，应及时通知医务人员。

**（五）注意事项**

（1）注意各种体位的安全，必要时使用床挡或约束带。

（2）做好呕吐老年人的护理，防止窒息，保持舒适。

（3）注意各种体位的舒适度，注意各种体位承重处的皮肤情况，至少每 2 小时协助翻身，观察骨突处是否有压疮；如老年人有特殊原因取被迫体位，需交班并采取其近效措施预防压疮。

（4）更换体位时要保护各种管路，安置妥当，保持通畅。

## 二、体位转换

**（一）目的**

（1）协助卧床老年人改变体位，使其感觉舒适。

（2）满足检查、治疗和护理的需要。

（3）预防并发症，如压疮、坠积性肺炎等。

**（二）评估和解释**

（1）评估病情、意识状态、皮肤情况、活动耐力及配合程度。

（2）向老年人及家属解释体位转换的目的、方法、配合要点，获得老年人同意。

**（三）操作要点**

（1）检查并确认病床处于固定状态。

（2）妥善安置各种管路。

（3）协助老年人体位转换。

协助老年人从床尾移向床头时，根据老年人病情放平床头，将枕头横立于床头。

①一人协助老年人移向床头法：老年人仰卧屈膝，双手握住床头栏杆，双脚蹬床面，操作者一手稳住老年人双脚，另一手在臀部提供助力，使其移向床头。

②二人协助老年人移向床头法：老年人仰卧屈膝，操作者两人分别站于床的两侧，交叉托住老年人颈肩部和臀部，或一人托住颈、肩部及腰部，另一人托住臀部及腘窝部，两人同时抬起老年人移向床头。

协助老年人翻身。

① 一人协助老年人翻身侧卧法：先将老年人双下肢移向靠近操作者侧的床沿，再将老年人肩、腰部向操作者侧移动，一手托肩，一手托膝部，轻轻将老年人推向对侧，使其背向操作者。

② 两人协助老年人翻身侧卧法：两名操作者站在床的同一侧，一人托住老年人颈肩

部和腰部，另一人托住臀部和腘窝部，同时将老年人抬起移向近侧，两人分别托扶老年人的肩、腰部和臀、膝部，轻推，使老年人转向对侧。

③ 轴线翻身法：由三名操作者完成，第一名操作者固定老年人头部，纵轴向上略加牵引，使头、颈部随躯干一起慢慢移动，第二名操作者双手分别置于老年人肩、背部，第三名操作者双手分别置于老年人腰部、臀部，使老年人头、颈、腰、髋保持在同一水平线上，移至近侧后翻转至侧卧位，翻转角度不超过 60°。

（4）检查安置。

①检查老年人肢体各关节保持功能位；各种管道保持通畅。

②卧位到坐位的转换：长期卧床老年人注意循序渐进，先半坐卧位，再延长时间逐步改为坐位。

（5）观察受压皮肤情况并进行记录，同时记录变换体位的时间，做好交班。

**（四）健康教育**

（1）告知老年人及照护者体位转换的目的、过程、配合方法及对预防并发症的重要性。

（2）告知老年人及照护者体位转换时和转换后的注意事项。

**（五）注意事项**

（1）注意各种体位转换间的老年人安全，保护管路。

（2）注意体位转换后老年人的舒适度；观察病情、生命体征的变化，记录体位调整时间。

（3）协助老年人体位转换时，不可拖拉。

（4）注意各种体位受压处的皮肤情况，做好预防压疮的护理。

（5）轴线翻身时，保持整个脊椎平直，翻身角度不可超过 60°，有颈椎损伤时，勿扭曲或旋转老年人的头部、保护颈部。

## 三、轮椅与平车的使用

**（一）目的**

（1）用来运送不能行走的老年人做各种检查、治疗或进行室外活动时。

（2）帮助老年人下床活动，促进血液循环和体力恢复。

**（二）操作前准备**

（1）评估老年人生命体征、病情变化、意识状态、活动耐力及合作程度。

（2）评估自理能力、治疗以及各种管路情况等。

（3）向老年人讲解轮椅（平车）运送的目的、方法及注意事项。

## （三）操作要点

1. 轮椅

（1）老年人与轮椅间的移动。

①使用前，检查轮椅性能，从床上向轮椅移动时，在床尾处备轮椅，轮椅应放在老年人健侧，固定轮椅。操作者协助老年人下床、转身，坐入轮椅后，放好足踏板。

②从轮椅向床上移动时，推轮椅至床尾，轮椅朝向床头，并固定轮椅。操作者协助老年人站起、转身、坐至床边，选择正确卧位。

③从轮椅向坐便器移动时，轮椅斜放，使老年人的健侧靠近坐便器，固定轮椅。协助老年人足部离开足踏板，健侧手按到轮椅的扶手，操作者协助其站立、转身，坐在坐便器上。

④从坐便器上转移到轮椅上时，按从轮椅向坐便器移动的程序反向进行。

（2）轮椅的使用。

①老年人坐不稳或轮椅下斜坡时，用束腰带保护老年人。

②下坡时，倒转轮椅，使轮椅缓慢下行，老年人头及背部应向后靠。

③如有下肢水肿、溃疡或关节疼痛，可将足踏板抬起，并垫软枕。

2. 平车

（1）老年人与平车间的移动。

①能在床上配合移动者采用挪动法；体重较轻者可采用 1 人搬运法；不能自行活动或体重较重者采用 2 ～ 3 人搬运法；病情危重或颈、胸、腰椎骨折老年人采用 4 人以上搬运法。

②使用前，检查平车性能，清洁平车。

③借助搬运器具进行搬运。

④挪动时，将平车推至与床平行，并紧靠床边，固定平车，将盖被平铺于平车上，协助老年人移动到平车上，注意安全和保暖。

⑤搬运时，应先将平车推至床尾，使平车头端与床尾成钝角，固定平车，1 人或以上人员将老年人搬运至平车上，注意安全和保暖。

⑥拉起护栏。

（2）平车的使用。

①头部置于平车的大轮端。

②推车时小轮在前，车速适宜，拉起护栏，操作者站于老年人头侧，上下坡时应使老年人头部在高处一端。

③在运送过程中保证输液和引流的通畅，特殊引流管可先行夹闭，防止牵拉脱出。

**（四）健康教育**

（1）告知老年人在使用轮椅或平车时的安全要点以及配合方法。

（2）告知老年人感觉不适时，及时通知医务人员。

**（五）注意事项**

（1）使用前应先检查轮椅和平车，保证完好无损方可使用；轮椅、平车放置位置合理，移动前应先固定。

（2）轮椅、平车使用中注意观察病情变化，确保安全。

（3）保证老年人安全、舒适，注意保暖。

（4）遵循节力原则，速度适宜。

（5）搬运过程中，妥善安置各种管路和监护设备，避免牵拉。

# 第六节　安 全 管 理

老年人由于生理功能退化，感知觉、认知、运动功能减退，并常患有多种慢性疾病，以及照护环境中也存在各种不安全因素，这些可能会给患者带来物理性损伤、生物性损伤、化学性损伤、医源性损伤等而损害老年人的健康。因此，照护者应强化安全意识，掌握相关的安全知识，进行准确的评估，及时解决现存的和潜在的护理安全问题，避免及控制各种安全风险，做好突发安全事件应急救护预案，确保老年人的安全。

## 一、物理性损伤及防范

**（一）机械性损伤**

常见的有撞伤、跌伤、阻塞等损伤，防范这类损伤要注意以下几点。

1. 老年人跌倒 / 坠床的预防

（1）评估与观察。掌握住院老年人的基本情况：神志、自理能力、步态等；了解老年人的病情状况：用药、既往病史、目前疾病状况等；评估环境因素：地面、各种标识、灯光照明、病房设施、老年人衣着等 。

（2）照护要点。

① 定时巡视老年人，严密观察老年人的生命体征及病情变化，合理安排陪护。

② 遵医嘱按时给老年人服药，告知老年人服药后注意事项，密切观察用药反应。

③ 加强与老年人及其家属的交流沟通，关注老年人的心理需求，给予必要的生活帮助和护理。

④ 创造良好的病室安全环境：地面保持干净无水迹，走廊整洁、畅通无障碍物，光

线明亮。

⑤ 呼叫器、便器等常用物品放在老年人易取处。

⑥ 将病床调至最低位置，并固定好床脚刹车，必要时加床挡。

⑦ 对昏迷、神志不清、躁动不安的老年人用床挡保护，必要时用约束带。

2. 收藏锐器

注意将刀片、剪刀等锐器收藏好，不让老年人接触到。

3. 保护皮肤黏膜

应用各种导管、器械进行操作时，应掌握操作规程，动作轻柔，防止损伤老年人皮肤黏膜。

4. 妥善固定导管

注意保持各种管路的通畅。

### （二）温度性损伤

常见的温度性损伤有热水袋、热水瓶所导致的烫伤，应用冰袋等所导致的冻伤等。工作人员在应用冷热疗法时，应严格遵守操作要求，注意观察局部皮肤的变化，鼓励老年人及时反映情况，对于意识不清或使用镇静剂者在冷热疗期间应有专人陪伴。

1. 冷疗法操作注意事项

（1）观察用冷部位的局部情况、皮肤色泽，防止冻伤，倾听老年人主诉，有异常立即停止。

（2）用冷时间不得超过 30 分钟，以防发生继发效应。

（3）应用冰帽时，应注意监测肛温，不得低于 30℃。

2. 热疗法操作注意事项

（1）经常检查热水袋有无破损，以防漏水烫伤。

（2）特殊老年人应用热水袋时，应再包裹一块大毛巾，以防烫伤。

（3）热水袋水温成人 60 ～ 70℃，昏迷、老年、循环不良、感觉迟钝者水温应低于 50℃。

### （三）压力性损伤

常见的有因长期卧床导致的压疮、因高压氧舱治疗不当引起的气压伤、医疗器械与皮肤接触的相关部位发生压力性损伤等。

1. 压疮的预防

（1）系统、全面的皮肤评估，定期检查皮肤有无红斑，评估皮肤温度、有无水肿和疼痛，以及相对于周围组织硬度的改变。

（2）采取预防性皮肤护理措施：保持皮肤清洁干燥，避免局部不良刺激；禁止按摩或用力擦洗压疮易患部位的皮肤，防止造成皮肤损伤；使用皮肤保护用品或采取隔离防护措施，预防皮肤浸渍。

（3）进行体位变换，经常翻身是长期卧床老年人最简单而有效地解除压力的方法。翻身频率需根据老年人的组织耐受度、移动和活动能力、病情以及皮肤状况而定。一般每 2 小时翻身一次，必要时每 30 分钟翻身一次。

（4）体位变换后需合理摆放体位。长期卧床老年人，可采用 30° 斜侧卧位。

（5）选择和使用泡沫床垫、气垫床、减压坐垫等。

（6）鼓励老年人早期活动，在病情允许情况下，协助老年人进行肢体功能练习，鼓励老年人尽早离床活动，预防压疮发生。

2. 预防医疗器械相关压力性损伤

（1）合理选择和正确使用医疗器械：选择医疗器械时避免压力和（或）剪切力所致的损伤，使用时佩戴合适，避免过度受压，在不造成额外压力的情况下防止脱落。

（2）定期评估皮肤，做好皮肤护理：每天至少检查医疗器械下方或周围皮肤两次，观察有无压力相关损伤的迹象，并注意保持医疗器械下方皮肤的清洁干燥。

（3）使用预防性敷料。

#### （四）放射性损伤

各种放射性治疗，在使用放射性物质进行诊断或治疗时，要对在场人员采取适当的保护措施，如穿铅衣外套、手套等。

### 二、化学性损伤及防范

化学性损伤通常是由于各种化学性药物应用不当引起的。因此，工作人员应具备一定的药理知识，用药时严格遵守药物管理制度和治疗原则，评估老年人是否服用睡眠药、镇静药、抗抑郁药、降压药、利尿药、抗过敏药等，密切观察老年人用药后反应，观察有无药物不良反应如头晕、低血压、意识改变、尿频、夜尿多等，同时向老年人详细介绍安全用药的相关知识，指导老年人正确用药。从而减少老年人因用药不当发生跌倒、坠床等意外伤害的发生率。

### 三、生物性损伤及防范

生物性损伤包括微生物和昆虫对人体的伤害。病原微生物侵入人体后会威胁老年人的安全。其防范措施如下。

（1）工作人员应严格执行消毒隔离制度，严格遵守无菌技术操作原则。

（2）加强防范蚊虫叮咬。

## 四、心理性损伤及防范

心理性损伤是由各种原因所致的情绪不稳、精神受到打击而引起。工作人员应与老年人建立良好的护患关系，并帮助老年人与周围人群建立和睦的人际关系；对老年人进行有关疾病知识的健康教育，使老年人对可能发生的情况有正确的认识并有相应的心理准备，有效提升老年人心理健康水平及幸福感。通过老年人之间的积极互动，满足其精神上的需求，帮助其正确理解生命的意义，认同过去、肯定现在、积极面对未来，充分感受生活的意义并达到自我整合。

（于晓磊　陈盼盼）

# 第六章　常见症状的护理

## 学习目标

（1）了解生命末期老年患者常见症状。

（2）熟悉常见症状的评估要点与治疗原则。

（3）掌握常见症状的护理要点和注意事项。

（4）坚持以人为本的原则，理解“有时去治愈，常常去帮助，总是去安慰”在症状护理中的应用。

## 导入案例与思考

张先生，67 岁，肺癌晚期脑转移、骨转移，现行肿瘤姑息治疗。因肿瘤压迫上腔静脉，出现呼吸困难，颜面部水肿，给予低流量氧气吸入。近日咳嗽、咳痰加重，偶有小量咯血。患者左侧胸部及腰背部重度疼痛，严重影响患者的睡眠，口服阿片类药物止痛治疗。自发病来患者厌食、体重下降、消瘦，自觉身心疲惫，焦虑不安，表情淡漠。

（1）护理人员应给予患者哪些症状护理？

（2）该患者重度疼痛的护理措施是什么？

（3）如何做好该患者的情绪管理，从而提高症状护理的有效性？

老年临终患者常见的症状控制与护理是老年安宁疗护的核心内容，是提高患者生存质量的重要手段，也是老年安宁疗护护理人员必备的技能。

## 第一节　疼　　痛

疼痛是肿瘤患者最常见的症状之一，严重影响其生活质量。因此，疼痛被临床列为患者的第五大生命体征，也被作为慢性疾病来监测和管理。国际疼痛学会将疼痛定义为：一种与实际或潜在组织损伤相关，包括了感觉、情绪、认知和社会成分的痛苦体验。在我国，初诊肿瘤患者的疼痛发生率为 25%，晚期肿瘤患者的疼痛发生率为 60% ～ 80%。

有效的疼痛管理可以极大地改善患者的生活质量。

## 一、评估

评估患者疼痛的部位、性质、程度、发生及持续的时间，疼痛的诱发因素、伴随症状，既往史及患者的心理反应。根据患者的认知能力和疼痛评估的目的，选择合适的疼痛评估工具，对患者进行动态的连续评估并记录疼痛控制情况。

疼痛评估的金标准是患者的主诉，同时遵循“常规、量化、全面、动态”的原则 。

### （一）常规评估

常规评估是指医护人员主动询问患者有无疼痛，常规评估疼痛情况，并进行相应记录。患者入院后 8 小时内完成首次疼痛评估。根据滴定方案的要求，在规定时间进行疼痛再评估，直至疼痛得到控制。

### （二）量化评估

量化评估是指使用疼痛程度评估量表来评估患者疼痛程度。根据患者的认知能力和疼痛评估的目的，选择合适的疼痛评估工具来评估患者疼痛主观感受程度。常用的疼痛量化评估法有数字分级法、面部表情评估量表法、主诉疼痛程度分级法等。在量化评估疼痛前，针对患者和主要照顾者讲解具体实施方法和意义。在量化评估疼痛时，同一患者尽量使用同一评估工具，重点评估过去 24 小时内患者最严重和最轻的疼痛程度。

### （三）全面评估

全面评估是指对患者疼痛及相关病情进行全面评估，包括疼痛发生因素，疼痛性质、疼痛的部位、疼痛程度、疼痛发作情况、止痛治疗情况、重要器官功能情况、心理精神情况、家庭支持情况、社会支持情况和既往史等。评估时应充分考虑患者的生理、心理、精神需求、家庭经济状况及社会支持情况对疼痛的影响。

### （四）动态评估

动态评估是指持续、动态评估疼痛患者的疼痛症状变化情况。从患者发生疼痛直到疼痛痊愈或患者死亡的整个过程中，要全程进行疼痛的动态管理，制订个体化的用药方案和疼痛评估计划，且根据需要及时调整。

出现以下情况时，需动态的评估疼痛。

（1）在实施疼痛干预措施的一定时限内，需要评估疼痛的变化和止痛措施的效果。

（2）任何预期可能引起痛苦的诊疗操作后，需要评估疼痛的程度。

（3）在慢性疼痛的持续过程中。

（4）有新的疼痛部位出现或性质改变时，再次评估疼痛。

## 二、治疗

根据患者的病情和身体状况，排除禁忌证后，应及早、持续、有效应用止痛治疗手段，消除疼痛，预防和控制药物的不良反应，降低疼痛及治疗带来的心理负担，以期最大程度地提高患者生活质量，延长生存时间使患者获益。

### （一）病因治疗

在治疗前要明确患者疼痛的病因，准确的诊断可以及时有效地控制疼痛。同时还要根据疼痛的性质，进行治疗方案的选择及优化。

### （二）药物治疗

世界卫生组织于1986年制定了肿瘤癌痛“三阶梯止痛，五项给药原则”治疗方案，三阶梯止痛治疗法仍是疼痛药物治疗的基础。

1. 口服给药

首选口服给药，方便、经济，有助于增强患者依从性。

2. 按阶梯用药

根据患者疼痛程度，有针对性地选用不同性质、作用强度的镇痛药物。

第一阶梯非甾体类抗炎药物，如布洛芬、阿司匹林和对乙酰氨基酚是镇痛治疗的基本药物，常用于缓解轻度疼痛，另外还可以作为中重度疼痛的辅助药物，可有效增加中重度疼痛药物的止痛效果。

第二阶梯弱阿片类药物，如可卡因（可待因）、曲马朵等，用于治疗中度疼痛，如镇痛效果欠佳，可视临床实际情况，使用低剂量强阿片类药物联合非阿片类镇痛药物，作为对弱阿片类药物的替代治疗。

第三阶梯强阿片类药物，如吗啡、羟考酮等，用于治疗重度疼痛。若镇痛效果欠佳，可酌情联合使用非甾体类消炎药或其他辅助镇痛药物。

3. 按时用药

按时用药即按规定时间间隔规律性给药。按时给药有助于维持稳定、有效的血药浓度，保证疼痛得到有效缓解。

4. 个体化给药

个体对止痛药物敏感度差异大，应按照患者病情和疼痛缓解程度决定药物剂量，制订个体化用药方案，根据患者具体情况进行调整。同时，还应鉴别患者是否存在神经病理性疼痛，考虑联合用药的可能。

5. 注意具体细节

密切观察及预防药物的不良反应，及时处理调整药物剂量。既要确保临床安全又要最大程度保证镇痛效果。

### （三）非药物治疗

物理方式和认知方式等非药物专科治疗方法与药物干预联用，在疼痛治疗方面也有程度不同的疗效。物理方式包括睡眠、沐浴和行走支持，指导患者调整体位。认知训练包括想象、分散注意力训练、放松训练、认知行为训练、精神关怀等。

## 三、护理要点

### （一）一般护理

根据疼痛的部位协助患者采取舒适的体位；给予患者安静、舒适的环境，避免强光、噪声等。

### （二）用药护理

遵医嘱给予止痛药，缓解疼痛症状时应当注意观察药物疗效和不良反应。终末期患者尤其需要注意肝肾功能和凝血状态，预防和减少药物不良反应。

### （三）心理护理

疼痛患者常因对疾病严重程度和治疗效果不了解而产生恐惧、抑郁，从而加重疼痛。任何能使患者精神愉快、情绪稳定、思想放松的办法都可以提高疼痛阈值，减轻疼痛。医护人员对待疼痛患者要能高度共情并具备同理心。而来自家庭成员的情感支持和必要的物质支持非常重要，因此应鼓励家庭成员给予充分关爱。对于强烈疼痛患者给予鼓励，并允许其宣泄呻吟，减轻患者心理压力，提高患者的疼痛耐受力。研究表明，与单独药物干预相比，联合音乐治疗实现了患者更大的疼痛缓解率。另有研究表明，音乐干预缓解疼痛的优势可持续一定的时间，暴露于音乐还可以降低手术患者对镇静药物的需求量。这是以音乐为基础的干预治疗，轻、中度疼痛及术后疼痛的患者可以辅助音乐疗法。

### （四）疼痛教育

有针对性地开展多种形式的疼痛教育，常用的方法包括健康讲座、健康教育路径、发放知识手册、疼痛日记、电话随访、病友交流以及宣传媒体等。鼓励患者主动讲述疼痛，正确认识疼痛，教会患者疼痛自评方法。同时也需做好家属及照顾者的疼痛教育，告知患者及家属疼痛的原因或诱因及减轻和避免疼痛的其他方法，让家属及照顾者清楚了解所用药物的相关信息，共同参与到疼痛的治疗与管理中。

## 四、注意事项

止痛治疗是安宁疗护治疗的重要部分，患者应在医务人员指导下进行止痛治疗，规律用药，不宜自行调整剂量和方案。

# 第二节　呼 吸 困 难

呼吸困难是指患者感到呼吸不适的主观感受，常表现为不同性质和不同程度的缺氧、胸闷及呼吸费力，包括生理的、心理的、社会的和环境的因素。是终末期患者的常见症状，尤其慢性阻塞性肺疾病终末期患者最常见，发病率可高达 90% ～ 95%，严重影响生活质量。

## 一、评估

（1）评估患者病史、发生时间、起病缓急、诱因、伴随症状、活动情况、心理反应和用药情况等。

（2）评估患者神志、面容与表情、口唇、指（趾）端皮肤颜色，呼吸的频率、节律、深浅度，体位、外周血氧饱和度、血压、心率、心律等。

## 二、治疗

### （一）病因治疗

治疗呼吸困难首要的就是针对可逆性病因的治疗，如对大量胸腔积液患者给予胸腔置管引流、胸腔灌注化疗，肺部感染患者给予抗感染药物治疗，哮喘患者给予糖皮质激素、沙丁胺醇、茶碱类等支气管解痉药物，心包积液患者给予心包穿刺，胸部疼痛患者给予止疼药物等。

### （二）药物治疗

1. 阿片类药物

如果患者病情允许，即患者不存在呼吸抑制、氧合作用受损和二氧化碳浓度升高等情况，使用阿片类药物可有效缓解呼吸困难的症状，相关药物包括吗啡、可待因等。

2. 抗焦虑药物

苯二氮䓬类药物如劳拉西泮、咪达唑仑等因抗焦虑作用和可减轻呼吸困难所致的不适感而用于呼吸困难的患者，既可单独应用，也可联合阿片类药物应用。但因该类药物具有肌肉松弛作用，所以肿瘤晚期恶病质的患者应谨慎应用。

### （三）非药物治疗

多种非药物治疗的方法可用于缓解呼吸困难的症状，如神经肌肉电刺激、使用助行器和呼吸功能锻炼。另外，医护人员还可以教会患者和家属采用调整体位、节省体力、开窗通风、针灸、听音乐、转移注意力、放松训练等多种简单的非药物方法，以提高患者和家属对呼吸困难的应对能力。

## 三、护理要点

### （一）一般护理

保持病室环境安静、清洁、舒适、空气流通、温湿度适宜。合并哮喘的患者，避免湿度过高和可能的过敏原（如灰尘、刺激性气体、花粉等），协助患者选择舒适的卧位，例如对于胸腔积液、心包积液、慢性心肺疾病患者可抬高床头，半卧位或端坐位，使用枕头、靠背架或床边桌等支撑物，避免紧身衣服或者过厚的盖被，增加患者舒适感。根据呼吸困难的程度合理安排休息和活动量，如室内走动、散步、室外活动等，逐步提高活动耐力。指导患者进食高蛋白、高营养、易消化、少刺激饮食，每次进餐不宜过多。

### （二）治疗相关护理措施

通常采用低流量（1 ～ 2 L/min）持续吸氧，注意加强气道湿化，告知患者及家属用氧期间不要随意调节氧流量，做好“防火、防震、防油、防热”，保证用氧安全。保持呼吸道通畅，如患者伴有咳嗽、咳痰，遵医嘱给予雾化治疗，协助患者叩背，指导患者采用深呼吸有效咳痰的方法，必要时给予机械吸痰。针对呼吸困难发生的病因，积极配合医生给予相应的处理措施，如胸腔置管引流、胸腔注药、全身化疗等。动态观察患者呼吸困难的程度，有异常时及时通知医生。

### （三）心理护理

适时陪伴和安慰患者，积极与患者及家属分析发生呼吸困难的原因，向患者和家属详细讲解各种治疗方案的过程和护理要点，如胸腔穿刺抽液、放化疗、手术等，减轻患者焦虑和恐慌情绪；教会患者和家属采用非药物治疗措施，如手摇风扇、助行器、放松疗法、音乐疗法等，帮助患者和家属积极应对呼吸困难症；鼓励患者适时表达自己的内心感受，随时表达身体的不适和痛苦；如患者存在心理问题，请心理科或康复科医生给予心理辅导。

## 四、注意事项

（1）呼吸困难通常会引发患者及照护者的烦躁、焦虑、紧张，要注意安抚和鼓励。

（2）呼吸困难时口服给药方式可能会加重患者的症状或呛咳，可考虑其他途径的给药方式。

（3）吗啡经肾排泄，故严重肾功能不全的患者避免使用。规范使用阿片类药物能有效改善终末期患者呼吸困难，且一般不会增加呼吸抑制的风险。首次使用需从较低剂量开始。

# 第三节　咳嗽、咳痰

咳嗽是呼吸道受到刺激后引发的紧跟在短暂呼吸后的一种保护性反射动作，是由于延髓咳嗽中枢受到刺激所引起的。咳痰是指借助咳嗽将呼吸道内过多分泌物排出体外的动作。呼吸系统疾病是引发咳嗽与咳痰最常见的原因。

## 一、评估

### （一）评估咳嗽、咳痰发生的原因

（1）呼吸道疾病，是最常见的引起咳嗽、咳痰的原因，咽喉炎、喉癌等可以引起干咳，支气管炎、支气管扩张、支气管哮喘、化学物理过敏因素等都可以引起咳嗽、咳痰。

（2）胸膜疾病，各种原因所导致的胸膜炎、胸膜间皮瘤、自发性气胸等。

（3）心血管疾病，二尖瓣狭窄或其他原因所导致的左心衰，引起肺淤血和肺水肿，体循环静脉栓子脱落造成的肺栓塞，也可以引起咳嗽。

（4）中枢神经因素。

（5）其他因素所导致的慢性咳嗽，如服用血管紧张素转化酶抑制、胃食管反流病、心理性咳嗽等。

### （二）评估咳嗽、咳痰的性质

咳嗽按性质可分为干咳与湿咳，干性咳嗽时无痰或痰量极少，湿性咳嗽时伴有痰液，通常以每天痰量 >10 mL 作为湿咳的标准。痰液的性质分为黏液性、浆液性、黏液脓性、脓性、血性等，同时观察痰液的颜色、气味和有无肉眼可见的异常物质等。

### （三）评估咳嗽发生的时间与节律

突然发作性咳嗽常见于压迫气管或支气管交叉部位的肿瘤；长期慢性咳嗽常见于慢性呼吸系统疾病；夜间咳嗽与迷走神经兴奋性增高有关，如左心衰竭；餐后咳嗽常见于胃食管反流病。

### （四）评估咳嗽的音色

如咳嗽声嘶哑常见于声带或喉部病变，鸡鸣样咳嗽常见于喉部病变，金属音咳嗽常见于纵隔肿瘤等。

### （五）评估咳痰的伴随症状

要注意咳痰是否伴随其他症状，如有无胸痛、呼吸困难、咯血、杵状指、哮鸣音等。

### （六）其他

必要时评估患者生命体征、意识状态、心理状态等，评估有无发绀。

## 二、治疗

### （一）病因治疗

根据病因不同，咳嗽可分为感染性咳嗽、过敏性咳嗽、气道阻塞刺激性咳嗽以及心源性咳嗽。通常，可行肺部CT、心脏彩超、胸部X线片等检查明确诊断后针对病因进行治疗。咳痰常见的原因有支气管炎、支气管哮喘、支气管扩张、肺炎、肺部肿瘤、肺结核、肺脓肿等呼吸系统疾病，需要查明咳痰的原因，给予针对性的处理。

### （二）药物治疗

（1）咳嗽咳痰的症状处理方面首先可以选用润喉止咳糖浆、止咳化痰药物。湿性咳嗽可使用黏液稀释剂如羧甲司坦，可降低痰液的黏稠度，提高咳嗽对气道分泌物的清除效率；慢性咳嗽还需考虑是否存在胃食管反流，必要时使用质子泵抑制剂及促动剂如多潘立酮等。

（2）阿片类药物具有中枢性镇咳作用，对各种原因引起的咳嗽均有一定效果。如低剂量的吗啡（5mg）可能产生足够缓解咳嗽的作用，但是提高剂量不一定能提高镇咳效果，如果疗效欠佳，可以考虑使用外周性镇咳药物左羟丙哌嗪或莫吉斯坦等。

（3）对于局部刺激或肿瘤所致的顽固性咳嗽可以考虑雾化吸入局部麻醉药物，比如利多卡因。其他药物如安定、加巴喷丁、卡马西平、阿米替林、沙利度胺等也在临床试验中显示了初步的效果。

（4）其他性质的咳嗽症状治疗。对于病因不明、治疗效果欠佳的剧烈干咳和刺激性咳嗽，尤其是伴有胸痛的干咳患者使用中枢性镇咳药物如可待因，因其镇咳作用强而迅速，且兼具镇痛和镇静作用。对于预生存期较长的成人慢性咳嗽患者可使用右美沙芬，其作用与可待因相似，但无镇痛和催眠作用，治疗剂量对呼吸中枢无抑制作用，亦无成瘾性。

### （三）非药物治疗

对于慢性咳嗽患者，可给予高热量、高蛋白、高维生素饮食的营养支持方式，多次少量饮水。咳痰困难者，可以辅助叩背、体位引流、机械排痰等。

## 三、护理要点

### （一）一般护理

提供整洁、舒适、温湿度适宜的环境，减少不良刺激；保持舒适体位，避免诱因，如坐位、半坐卧位或侧卧位等，直至患者感觉舒适；保证气道温湿化，气道充分温湿化是维护纤毛功能、促进痰液排出、防治呼吸道感染的基础。当患者张口呼吸或开放气道后，可使用加温湿化器处理吸入气体。

**（二）饮食护理**

对于慢性咳嗽者，给予高蛋白、高维生素、足够热量的饮食，多次少量饮水。

**（三）治疗相关护理**

通过各项检查确诊患者咳嗽、咳痰病因后，遵医嘱给予相应的治疗，以解除咳嗽、咳痰症状，如深呼吸和有效咳嗽、湿化和雾化疗法，如无禁忌，可予以胸部叩击与胸壁震荡、体位引流以及机械吸痰等。 遵医嘱使用祛痰药物，同时协助患者进行有效咳嗽排痰，可减少肺部感染的发生。针对咳痰无力患者，护士可使用拍背法，由终末气道向支气管开口方在给患者进行叩背排痰时，注意十指合拢呈空心拳状，由下而上、由外而内进行叩击，通过振动松解痰液与气道壁的粘连，促进痰液排出。胸部有伤口的患者，护士用双手保护患者伤口，缓解因牵拉伤口引起的疼痛，帮助患者实现深呼吸然后有效咳痰。若患者胸痛剧烈，遵医嘱使用止痛药，药物起效后可进行深呼吸然后有效咳痰。

**（四）正确留取痰标本**

记录痰液的颜色、性质、量，正确留取痰标本并送检。正确留取痰标本是合理使用抗生素、有效控制感染的基础。痰标本应在晨起留取，先用生理盐水或清水漱口以去除口腔表面菌苔，减少污染菌。然后深吸一口气，再用腹部的力量用力咳嗽，弃去第一口痰，打开标本盒，用同样的方法咳出第二口痰，直接吐入标本盒内，迅速旋紧盒盖。患者留好标本后要及时送检。

**（五）规范处理痰液**

规范处理痰液推荐的方法：使用带盖的无色玻璃瓶盛放痰液；每次将痰液吐入瓶中后，立即盖上瓶盖；每日将痰液倒入具有污水处理设施的污物池内；对有耐药菌感染结核分枝杆菌感染或其他呼吸道传染病感染患者的痰液使用 500mg/L 的含氯消毒剂处理痰液，按需将与痰液等量的含氯消毒剂倒入瓶中，60 分钟后将痰液倒入具有污水处理设施的污物池内。

## 四、注意事项

（1）根据具体情况决定祛痰还是以适度镇咳为主，避免因为剧咳引起体力过度消耗影响休息或气胸、咯血等并发症。

（2）教育患者及照护者拍背及深咳。咯血、气胸、心脏病风险较高的患者应谨慎拍背、吸痰。

# 第四节　恶心、呕吐

恶心是一种令患者感到上腹部不适和紧迫欲吐的感觉，常为呕吐的前驱症状，可伴有迷走神经兴奋的表现，如皮肤苍白、出汗、血压下降或心动过缓等；呕吐是指胃内容物逆流出口腔的一种反射性动作。各种抗肿瘤治疗、手术麻醉、水电解质紊乱、肠梗阻、肿瘤脑转移等都可发生不同程度的恶心、呕吐。

## 一、评估

（1）评估恶心与呕吐发生的时间、频率、原因或诱因，呕吐的特点以及呕吐物的颜色、性质、量、气味，有无混合物（如胆汁、血液、粪便等）。

（2）评估呕吐的伴随症状，如有无头痛、神志障碍、眩晕、胸痛、腹痛等，呕吐前是否伴有恶心。

（3）评估生命体征，如呼吸是否深大、次数、呼出的气体的气味、精神及神志状态、营养状况，有无脱水表现。

（4）评估腹部体征，听诊肠鸣音是否正常，询问是否有便秘、腹胀、肠梗阻或肠蠕动过快等症状。

（5）了解患者呕吐与饮食的关系。

（6）对大量呕吐的患者注意观察有无相关并发症如水电解质紊乱、酸碱平衡失调。

（7）询问患者是否服用过可能引起恶心、呕吐的药物。

（8）了解患者呕吐物或细菌培养等检查结果。

（9）了解既往病史，有无高血压、脑外伤、溃疡病、肝胆系统疾病、肾脏疾病、糖尿病病史。

## 二、治疗

### （一）病因治疗

引起恶心、呕吐的原因较多，在恶心、呕吐的治疗中首先要明确病因，及时针对原发病予以治疗，如便秘给予缓泻剂；胃酸过多可给予中和胃酸及保护胃黏膜药物、$H_2$受体阻滞剂或质子泵抑制剂；颅内压升高给予脱水剂及皮质类固醇激素；高钙血症给予降钙素、双膦酸盐等；保证足够的液体供给，维持水电解质平衡，纠正酸碱失衡等。

### （二）药物治疗

（1）抗抑郁药引起的恶心、呕吐，可使用甲氧氯普胺联合苯二氮䓬类药物治疗。

（2）幽门梗阻引起的恶心、呕吐，可联合使用地塞米松进行治疗。

（3）口服阿片类药物引起的恶心、呕吐，可考虑使用丙氯拉嗪、硫乙拉嗪、氟哌啶醇、5-羟色胺拮抗剂。但这类药物易引起便秘，使用需谨慎。

（4）持续性恶心、呕吐可使用氟哌啶醇、甲氧氯普胺等药物至最大治疗量，如疗效欠佳，还可联合5-羟色胺拮抗剂进行治疗。

（5）病因不明的恶心、呕吐可使用氟哌啶醇、甲氧氯普胺进行治疗。

### （三）非药物治疗

1. 营养支持

对于不存在进食障碍且营养状况良好的患者，要解除患者进食的顾虑，尤其是化疗患者，医护人员应加强沟通，告知其恶心、呕吐的原因以及营养饮食对疾病治疗的重要意义。对于恶心、呕吐明显且无法进食以及存在营养不良的患者可考虑采取静脉营养支持。

2. 行为放松疗法

通过指导患者调整认知，改善情绪和行为，减轻紧张、恐惧、焦虑等情绪，可使其身心放松。放松训练是将患者注意力集中在声音、呼吸、运动、想象等方面，降低对周围环境的感受能力，分散注意力。常见的放松训练方法包括呼吸放松、意象冥想放松、音乐治疗等。

## 三、护理要点

### （一）创造良好的治疗环境

减少刺激患者诱发或加重恶心、呕吐的因素，如异味、噪声及空间拥挤杂乱等。注意保持病房通风良好、无异味、温湿度适宜。营造愉悦的环境，在病房内选择播放患者喜欢的轻音乐，鼓励患者阅读、看电视或从事感兴趣的活动等，转移患者的注意力，稳定情绪。病床之间应以隔帘遮挡，以免互相影响。

### （二）做好饮食护理保证营养

准确及时地评估是进行营养支持和干预的依据。筛查营养不良风险人群，制订合理的营养支持计划。避免油腻、过热、气味过重的食物，给予清谈、易消化、高热量、高蛋白、富含维生素的食物，注意色香味搭配。

### （二）保持呼吸道通畅

窒息是呕吐最严重的并发症，因此保持呼吸道通畅至关重要。发生呕吐时应保持头偏向一侧，防止呕吐物呛入气管。同时评估窒息风险及后果，与患者及家属充分沟通，尊重患者的意愿选择是否用吸引器吸出，避免发生窒息。

**（四）用药护理**

掌握适宜的用药时间，保证按时准确的给药，有效预防和控制症状。观察止吐药的不良反应，如便秘、头痛、锥体外系反应等。

**（五）心理护理**

医护人员应耐心倾听患者的感受和需求，帮助他们调整情绪和心态，树立信心。家属是患者的最主要照顾者和社会支持来源，利用家庭、亲属、同事和朋友等比较亲密的关系，给予患者精神心理方面的支持，可减轻或缓解其情绪或精神上的压力。通过良好的心理社会支持，帮助患者克服紧张、焦虑等负性情绪，使患者身心放松、愉快，降低迷走神经的兴奋性，增加患者对恶心、呕吐的耐受力。

## 四、注意事项

（1）呕血、便血期间绝对禁止饮食，对于患者及家属要进行解释及安抚，使其有一定的思想准备和心理预期。

（2）避免胃镜、血管造影等有创性检查。

# 第五节　睡眠 / 觉醒障碍（失眠）

睡眠 / 觉醒障碍（以下简称失眠）是指以频繁而持续的入睡困难或睡眠持续困难导致睡眠满意度不足为特征的睡眠障碍，在疾病终末期患者中的发生率为 17% ～ 57%。失眠可使患者出现疲乏无力、情绪问题、免疫抑制、免疫功能降低和神经内分泌功能改变，是影响患者身心健康和生活质量的一个重要因素。

## 一、评估

（1）评估患者性别、年龄、既往失眠史。

（2）评估患者失眠发生的药物及环境因素。

（3）评估患者有无不良的睡眠卫生习惯及生活方式。

（4）评估患者有无谵妄、抑郁或焦虑状态等精神障碍。

## 二、治疗

1. 病因治疗

失眠的治疗首先是针对病因的治疗，针对不同的病因制订不同的措施，以达到缓解症状、保持正常睡眠结构、恢复社会功能和提高生活质量的治疗目标。疼痛是终末期患者产生失眠的重要原因，应掌握患者疼痛的部位、程度、时间、正确的评估疼痛，积极治疗患者的疼痛。焦虑、抑郁障碍患者中常常有继发失眠症状，应该按照专科原则治疗控制原发病，同时治疗失眠症状。

2. 药物治疗

（1）药物治疗失眠的前几周采用持续治疗，之后根据患者睡眠改善状况适时采用间歇治疗。

当患者能够自我控制睡眠时，可考虑逐渐停药，停药要缓慢，需要数周至数月时间，禁止突然终止药物治疗。常用的药物有佐匹克隆，苯二氮䓬类药物如艾司唑仑。老年患者常存在睡眠呼吸暂停，使用时需慎重；肺癌患者以及肺功能差的患者也要慎重，以免呼吸抑制。

（2）具有镇静作用的抗抑郁药有时也用来改善睡眠，尤其患者有抑郁症状时，常用药物有曲唑酮、米氮平等。

（3）新型抗精神病药，如奥氮平、喹硫平主要用于重性精神障碍的睡眠紊乱，抗组胺药如苯海拉明偶尔也会用于轻度失眠的患者。

**（三）非药物治疗**

针对失眠的认知行为治疗辅以睡眠卫生教育是常用的治疗失眠的非药物疗法。

（1）行为干预常用睡眠限制疗法和刺激控制疗法。睡眠限制疗法要求患者限制卧床时间，以使其与实际睡眠时间相同，缩短卧床清醒时间。刺激控制疗法：如体力可支，仅在困倦时卧床；如卧床超过 20 分钟不能入睡，应起床离开，待困倦时再卧床。

（2）松弛疗法包括想象性放松、冥想放松法等。可指导患者通过书籍、网络、手机等途径获取；也可指导患者进行腹式呼吸放松法，每天坚持练习 2 ～ 3 次；环境要求整洁、安静。

（3）睡眠卫生教育对患者失眠的治疗非常重要。医护人员应帮助患者认识到睡眠时间需要的个体差异性，建立并坚持昼醒夜眠的作息习惯。睡眠卫生建议：睡前 4 ～ 6 小时避免摄入咖啡因（咖啡、浓茶）及吸烟；避免饮酒助眠；不要在睡前进食大量食物，尤其是不易消化的食物；睡前 1 小时内不要观看易引起兴奋的影视节目或书籍；可尝试睡前半小时泡脚、洗热水澡等；保证规律的作息时间，晚上在固定时间就寝。

## 三、护理要点

### （一）一般护理

营造舒适的睡眠环境，包括减少噪声、保证夜间病房光线柔和、降低设备运转音量、病室保持适宜的温度和湿度。提供柔软、舒适、整洁的床铺。尊重患者的生活习惯，协助患者制订良好的作息时间，防止睡眠颠倒。促进自然睡眠，做好晚间护理，协助卧床患者做好睡前准备。合理安排治疗护理操作，尽量不在夜间进行。做到“四轻”，包括走路轻、关门窗轻、操作轻、说话轻，避免各种可能让患者感到不安全的因素。

### （二）用药护理

护士应了解各种药物的适用人群、服用时间、方法、药物不良反应及注意事项，指导患者正确服药，并严密监测药物不良反应。通常镇静催眠药物在睡前 15 分钟服用，必要时协助患者用药，及时评价睡眠改善情况，指导患者用药期间禁止饮酒。

### （三）心理护理

提供心理情绪辅导，改善患者的心理状态。医护人员应态度温和，对新入院患者详细讲解病房的陪护、探视及作息制度，尽量减少患者对环境的陌生感；指导家属多陪伴患者，与患者共情，减轻患者心理压力；及时提供各种诊疗相关信息及注意事项，减轻患者的焦虑等。

## 四、注意事项

（1）注意观察、评估和沟通环节，贯穿整个治疗过程。如睡眠质量、睡眠时间改善，不必强行纠正已有的睡眠规律。

（2）警惕意识障碍发生，如发生应及早发现。

（3）在使用处方类镇静催眠药物时应告知并注意预防跌倒、低血压等不良反应。

# 第六节　厌食 / 恶病质

厌食是指患者因食欲减退或消失导致身体组织营养逐渐减少和身体质量显著下降，是肿瘤或其他慢性疾病终末期患者的常见症状，发生率高达 50%，表现为早饱感、嗅觉或味觉改变、恶心、呕吐等。恶病质是以骨骼肌和内脏肌肉量减少为特征的，营养支持治疗不能完全逆转，可以继发于厌食，也可以独立出现。恶病质既可见于恶性肿瘤患者，也可见于良性疾病患者，它的发病率因原发病不同而异，大约 50% 的恶性肿瘤患者发生恶病质，严重影响患者的生活质量。

## 一、评估

（1）评估患者进食、牙齿、口腔黏膜情况。

（2）评估患者有无贫血、低蛋白血症、消化系统或内分泌系统疾病等。

（3）评估患者皮肤完整性。

（4）评估有无影响患者进食的药物及环境因素。

## 二、治疗

### （一）病因治疗

首先评估并确定导致患者厌食的原因，如肿瘤治疗引起的恶心、呕吐、嗅觉或味觉异常、疼痛、疲乏、口腔问题等。部分原因相辅相成，比如厌食会导致疲乏，疲乏加剧厌食。在明确导致厌食的原因后，针对可逆性原因进行治疗。

### （二）药物治疗

（1）孕激素能有效减轻食欲下降的症状。尤其在肿瘤患者中，醋酸甲地孕酮在改善食欲、增加体重方面有明显效果。孕酮制剂的不良反应包括血栓栓塞现象、出血、高血糖、高血压，临床应用时应从小剂量开始。

（2）糖皮质激素如地塞米松、泼尼松、甲泼尼松可以刺激恶性肿瘤患者的食欲。

（3）促胃肠动力药，如甲氧氯普胺、西沙必利，可促进胃肠蠕动，有效减轻恶心及早期的饱腹感。

### （三）非药物治疗

1. 体力活动

根据患者体力情况，规律的锻炼和体力活动可以缓解恶病质的不良后果。最简单而且有效的运动是饭后散步。体力活动结合身心放松在改善患者体能、身体素质及精神健康方面会有显著的效果。

2. 营养治疗

临床营养支持治疗可以改善患者的部分营养指标，缓解恶病质症状及改善患者的生活质量。

3. 心理治疗

体重下降、体力不支、自我形象发生变化都会给患者带来心理和精神上的压力和痛苦。因此，医护人员应对厌食患者进行连续评估，包括厌食对患者心理状态的影响，对有抑郁或潜在抑郁表现的患者，应及早干预，潜在抑郁症的治疗可以显著改善食欲。

## 三、护理要点

### （一）皮肤护理

大多数恶病质患者由于病情影响，自理能力差，且体形消瘦，容易出现皮肤问题。因此，对恶病质患者尤其要做好皮肤护理，保持皮肤清洁、干燥，提高患者舒适度，避免发生压疮。恶病质患者应定期沐浴，根据患者病情可以选择盆浴、淋浴、床上擦浴等。

要注意根据患者病情和习惯选择合适的沐浴时间，注意水温，擦洗时动作轻柔，避免患者受伤，重点清洗如耳后、耳郭、腋下、乳房下、脐部、腹股沟等部位。

**（二）口腔护理**

当机体处于恶病质状态时，机体防御功能下降，口腔容易受到病菌侵袭，因此需要定期进行口腔清洁护理。每日对患者口腔进行评估，评估口唇、黏膜、牙龈、牙齿、舌、上颚、口腔气味等，根据患者自理能力，协助患者完成口腔清洁；无法完全自理的患者需要护士或家属协助完成口腔清洁；对于佩戴义齿的患者，每天使用牙膏、牙刷清洁义齿。

**（三）排泄护理**

恶病质的患者由于生理功能的改变、饮食不当、疾病本身以及精神因素会出现便秘或腹泻。对于便秘的患者，护士在对患者及家属进行宣教时，应使其了解影响排便的因素和有关排便的知识，帮助患者养成良好的排便习惯，合理安排饮食，指导患者多进食富含纤维素的食物；增加饮水量，每天清晨空腹喝一杯蜂蜜水或者少量食用油混合温水，促进肠蠕动，利于排便，同时鼓励患者增加活动量以促进胃肠蠕动，出现便秘则遵医嘱正确使用缓泻剂。对于腹泻患者，首先使患者了解有关腹泻和饮食的卫生知识。腹泻期间，指导患者进食清淡流质饮食，如粥、面汤、米汤等；持续严重腹泻时，遵医嘱暂停饮食给予肠外营养支持；遵医嘱正确给药，包括抗生素、止泻剂、口服补液或静脉补液等。

**（四）营养支持护理**

可以经口进食的患者给予患者易消化、高蛋白、足够热量饮食；对于采用肠内营养途径（鼻胃管、空肠造瘘管、胃造瘘管）的患者，护士要掌握喂养管路的位置及固定情况，做好喂养管路的护理，保证喂养管位置正确及通畅；要告知患者及家属合理输注营养液及控制输注速度的重要性，不要自行调节输液速度；告知采用静脉高营养患者保护静脉管路的方法，避免发生脱管。

**（五）心理护理**

恶病质患者一般病程较长，在诊断和治疗过程中，患者往往要面临一系列复杂的心理问题，其中抑郁是最常见的心理问题之一，表现为失眠、对生活失去兴趣、焦虑、易激惹和注意力不集中等症状，当抑郁较严重时，患者往往会出现自杀倾向。护士在护理恶病质患者的过程中，要善于与患者沟通，建立信任关系，经常给予鼓励和支持。家属是患者最主要的社会支持来源，家属的态度和行为是患者治疗的重要影响因素。因此，要充分发挥家庭支持以及朋友、同事、社会团体等其他社会支持的作用，给予患者情感上的支持和照顾，使患者心理上得到安慰。鼓励患者参加一定的社交活动，有利于缓解患者焦虑及紧张情绪，增进食欲，提高生活质量。

### 四、注意事项

（1）注意照顾患者的情绪，循序渐进。

（2）充分与照护者及家属沟通，取得信任和配合。

（3）必要时考虑肠外营养逐步向肠内营养、经口进食过渡。注意食物的搭配与口感。

## 第七节　口　　干

口干是患者自觉口腔干燥不适的一种主观感受，通常由唾液腺功能减退导致唾液分泌量减少引起。引起口干的因素包括生理、病理、心理、神经、药物以及肿瘤患者接受放射治疗后等。口干的发生率取决于监测人群，发生率在 12% ～ 30%。

### 一、评估

（1）评估患者口腔黏膜完整性及润滑情况，有无口腔烧灼感。

（2）评估患者有无咀嚼、吞咽困难或疼痛以及有无味觉改变。

（3）评估有无导致患者口干的药物及治疗因素。

（4）评估患者是否存在发热、腹泻等导致体液量不足的情况。

### 二、治疗

#### （一）病因治疗

根据造成口干的原因不同制订不同的治疗原则，包括对由疾病引起的口干对因治疗；对由感染引起的口干治疗潜在的感染；对由药物引起的口干，则评估导致口干的药物应用的必要性，如果药物不能停用，可以减少药物剂量或改变用药时间以避免或减轻夜间口干的情况。

#### （二）药物治疗

用药推荐：终末期患者的口干较难进行预防和根治，可使用促进唾液分泌的拟胆碱药物如毛果芸香碱口服，缓解患者口干症状。

#### （二）非药物治疗

如生理、心理因素引起的口干，可应用唾液的代用品缓解口腔症状。唾液代用品的耐受性优于人工唾液，最容易被患者接受的是口腔喷雾等措施。

## 三、护理要点

### （一）一般护理

鼓励患者少量多次饮水，有吞咽困难者可含冰块等固体水；房间保持通风，维持室内温度和湿度适宜，可使用空气加湿器，氧气湿化等；指导患者戒烟酒，避免饮用含酒精的饮料，避免食用过干、过硬的食物，如饼干等；饮食口味宜清淡，不宜过重，太咸会加重口干的症状；指导患者正确服用药物，避免服用引起口干的药物（如阿托品等）。

### （二）口腔护理

指导患者勤漱口，建议用氟化物漱口水漱口，既可保持口腔清洁又有利于保护牙齿，必要时行口腔护理以减少口腔内继发感染的可能；指导患者早晚使用软毛牙刷刷牙，减少对口腔黏膜的刺激。

### （三）预防口腔并发症

唾液缺失破坏了口腔的防御能力，失去唾液滋润的口腔更容易遭受致病微生物的侵袭。所以，感染性疾病是口干的主要并发症，最常见的是龋齿和白色念珠菌感染。

（1）预防龋齿：细致的口腔卫生保健措施是非常必要的。要求患者进餐后刷牙，每天至少用牙线清洁牙齿一次。限制含糖饮食，不吃黏、甜的小食品，如饼干、小点心、蜜饯等，限制饮用酸性饮料。根据患者龋齿发生的情况和唾液腺损伤程度，选择局部用氟的类型、方法和频率。局部使用含高浓度钙和磷的制剂。

（2）预防白色念珠菌感染：系统应用抗真菌药物并不能取得良好效果，对病危易感人群建议口腔局部使用碱性或含抗真菌药物的漱口液、含片，预防白色念珠菌感染，但应警惕其中的致龋成分。

## 四、注意事项

（1）毛果芸香碱常见不良反应是多汗。如果意外出现毛果芸香碱毒性反应，如流涎、出汗、恶心、呕吐、腹泻等，可给予抗胆碱药如阿托品。

（2）避免粗暴的口腔护理操作，强行剥脱血痂、表面覆膜，警惕润滑液误吸情况。

# 第八节　发　　热

发热是指各种原因引起的体温升高超出正常范围。疾病终末期患者临床意义上的发热通常是指体温升高（>38.5℃）。长期反复发热患者容易出现焦虑、烦躁等负性情绪，严重影响患者生活质量。

## 一、评估

（1）评估患者发热的时间、程度及诱因、伴随症状等。

（2）评估患者意识状态、生命体征的变化。

（3）了解患者相关检查结果。

## 二、治疗

### （一）病因治疗

查找病因，积极治疗原发病。

### （二）对症治疗

根据病原菌类型和药敏试验结果选择合适的抗生素。

（1）物理降温：用温水（体温在 38 ～ 40 ℃）或 25% ～ 35% 酒精（体温在 41 ～ 43℃）擦浴大动脉处，擦浴时间约 20 分钟，年老体弱患者慎用酒精擦浴；用冰袋降温时，用毛巾包裹冰袋后放在额部、左右腋窝、左右腹股沟及左右颈动脉处；冰毯、冰帽、冰枕、静脉低温液体输注、液体灌肠等方法也可用于降温。

（2）药物降温：非甾体类消炎药，代表药物为萘普生、吲哚美辛、布洛芬、双氯芬酸、阿司匹林等。糖皮质激素药物，代表药物主要有泼尼松、地塞米松等。抗过敏药物，代表药物为异丙嗪及其他抗组胺类药物。

## 三、护理要点

### （一）日常生活护理

（1）患者应进食清淡、易消化、富含维生素的食物，多饮水，保证充足的水分摄入。

（2）患者应卧床休息，避免劳累，减少机体消耗。

（3）开窗通风，保持室内空气清新，保持适宜的温湿度。对感染的患者应做好消毒隔离。

（4）鼓励患者多漱口，保持口腔清洁、湿润，做好患者的口腔护理。

（5）发热出汗时及时更换衣物，避免着凉。

（6）做好患者及家属的安全宣教，确保安全措施到位。

### （二）给药护理

（1）遵医嘱给予患者合适的降温药物，指导患者正确使用降温药物。

（2）观察用药后患者体温变化，并进行记录。

（3）观察用药后主要不良反应，指导患者对症处理。

### （三）心理护理

长期反复发热会给患者带来不良情绪反应，应安慰患者，改善其不适症状，增强患者舒适感。

## 四、注意事项

（1）使用药物降温时应注意药物的剂量，尤其对老年体弱及心血管疾病者应防止出现虚脱或休克现象。

（2）定时测量体温：一般每日测量 4 次，高热时应每 4 小时测量 1 次，待体温恢复正常 3 天后，改为每日 1 ～ 2 次。

# 第九节　咯　　血

咯血是指喉及喉以下呼吸道血管、毛细血管破裂或渗透性增高导致出血，经咳嗽动作从口腔排出。咯血通常发生在晚期恶性肿瘤患者，最常见的原因是肿瘤转移或感染。

## 一、评估

（1）评估患者咯血的颜色、性状及量，伴随症状，治疗情况，心理反应，既往史及个人史。

（2）评估患者生命体征、意识状态、面容与表情等。

（3）了解血常规、出凝血时间等检查结果。

## 二、治疗

### （一）病因治疗

积极查找引发咯血的原因，治疗原发病，控制咯血再发生。如因肺结核、肺部感染、支气管扩张合并感染时诱发其咯血，根据情况选择不同种类的敏感的抗感染药物治疗，同时配合止血药物的处理。

### （二）药物止血

（1）垂体后叶素：可直接作用于血管平滑肌，具有强烈的血管收缩作用。用药后由于肺小动脉的收缩，肺内血流量锐减，肺循环压力降低，从而有利于肺血管破裂处血凝块的形成，达到止血目的。

（2）血管扩张剂：血管扩张剂酚妥拉明为 α 受体阻滞剂，通过扩张肺血管，降低肺动脉压及支气管动脉压力，达到止血目的。对于使用垂体后叶素禁忌的高血压、冠心病、肺心病患者尤为适用。

（3）一般止血药：氨基己酸及氨甲苯酸通过抑制纤维蛋白的溶解，起到止血作用。

**（三）其他治疗**

部分大咯血或经内科止血治疗效果不佳时，还可行支气管动脉栓塞术的微创止血；部分咯血还可以经支气管镜的微创治疗止血；对于反复咯血、病变较为局限且患者能耐受手术的，可以手术切除局部病变治疗止血。

## 三、护理要点

**（一）一般护理**

保持病室内环境安静，避免不必要的探视，减少对患者的刺激；注意观察、记录咯血的量和性状；小量咯血患者以卧床休息为主，大咯血患者绝对卧床，取患侧卧位，减少患侧胸部的活动，减少搬动；出血部位不明的患者取平卧位，头偏向一侧。

**（二）保持呼吸道通畅**

咯血时嘱患者不要屏气，以免诱发喉头痉挛，使血液引流不畅形成血块，导致窒息。咳血后及时清理患者口鼻腔血液，保持口腔清洁，防止因口咽部异物刺激引起剧烈咳嗽而诱发大量出血。床旁备好吸引器等急救设备，及时观察发现早期征象，如患者咯血突然停止，并伴有胸闷、气促、呼吸困难、面色苍白、烦躁不安、神志不清、牙关紧闭等明显缺氧窒息症状应及时抢救。

**（三）饮食护理**

大咯血患者应禁食，小量咯血者宜进食少量温凉流质饮食，因过冷或过热均易诱发或加重咯血。病情允许嘱患者多饮水，多食富含纤维素食物，保持排便通畅，避免用力，必要时用缓泻剂辅助通便。

**（四）用药护理**

应用止血药物期间，要密切观察有无药物不良反应。使用垂体后叶素过程中，若患者出现头痛、面色苍白、出汗、心悸、腹痛、血压升高等不良反应时，应减慢静注或静滴速度；应用酚妥拉明患者易出现体位性低血压及血压下降，用药期间应卧床休息。

**（五）心理护理**

安慰患者，缓解紧张情绪，维护其自尊。对精神极度紧张的患者，可建议给予小剂量镇静剂，避免因精神过度紧张导致血压升高而加重病情。

## 四、注意事项

（1）终末期患者反复出现咯血时，常提示预生存期缩短。对有咯血风险的患者应加强宣教及沟通，对预后有一定的思想准备。

（2）原则上初次咯血的患者，应首先鼓励患者将血痰咳出，不需立即使用镇咳药物。

（3）避免用力拍背、频繁吸痰。注意给予言语心理安慰，使患者避免紧张，必要时使用镇静类药物。

（4）咯血期间避免口服方式给药物，可予以其他用药方式。

**（于晓磊　李艳杰）**

# 第七章 心理照护

## 学习目标

（1）识别生命末期老年人常见的心理痛苦。

（2.）描述生命末期老年人心理照护的原则。

（3）运用评估工具评估生命末期老年人的心理痛苦。

（4）掌握生命末期老年人药物护理和非药物心理干预。

（5）正确使用共情，提升人文关怀意识与能力。

## 导入案例与思考

张奶奶，75 岁，小学文化程度，丧偶 5 年，诊断乙状结肠癌 2 年，继发腹膜转移 1 个月余。患者与儿子一家共同居住，日常接送孙女上下学，帮助孩子们打理家务，闲时参加社区的老年合唱团，练习合唱、参加表演。近两周以来情绪低落、少语、反应迟钝、觉得生活没有价值和意义，夜间时常感到心慌、紧张或提心吊胆，入睡困难。

（1）请问患者目前出现的主要心理痛苦有哪些？

（2）如何对患者的心理痛苦进行评估？

（3）如何对患者进行心理照护？

生命末期老年人遭受着生理和心理上的双重折磨，其心理反应复杂而多变，会出现不同类型、不同程度的心理痛苦，如抑郁、焦虑、恐惧等。安宁疗护服务关注老年人的生理、心理、社会和精神全方位的需求，为生命末期老年人提供心理照护是安宁疗护工作的重要部分。护理人员在帮助生命末期老年人缓解躯体症状痛苦的同时要给予其心理状态高度的重视，运用专业的护理知识与心理干预技术为处于生命末期的老年患者提供心理支持，帮助其在生命的最后阶段获得内心的舒适与安宁。

# 第一节　生命末期老年人的心理特点

## 一、生命末期老年人的心理反应阶段

当老年人进入生命末期，其心理反应复杂且多变。库伯勒·罗斯 1969 年提出癌症患者心理反应的变化阶段，包括否认期、愤怒期、协议期、抑郁期和接受期。在实际应用当中情况更为复杂，生命末期老年人的各心理反应阶段可能同时或交替出现。

### （一）否认期

当老年人得知自己面临死亡威胁即将离开人世时，其大多缺乏思想准备而不能接受这样的事实，求生欲望极其强烈，产生的第一反应就是否认现实。老年人内心对这样的现实情况是抗拒的，往往会产生“这一定不是真的”“有没有可能是误诊”的想法。处于这个阶段的老年人，其对待患病事实的态度会不断在否定和接受之间反复，直至接受现实发展到下一阶段。

### （二）愤怒期

当老年人认清了自己的病情以及自己即将面临死亡的事实之后，便会产生愤怒的心理反应，开始怨天尤人，常常会想“为什么要死的人是我”“我怎么这么惨、这么倒霉”，这实际上是一种无助、自怜的心理表现。在这一阶段，老年人往往非常沮丧且暴躁易怒，将自己的悲惨遭遇转嫁于其他的人和事物，迁怒于家人或医护人员，无故地发脾气甚至拒绝治疗，这给医务人员的治疗与护理以及家人的照顾带来了一定的困难。

### （三）协议期

老年人对于当下的情况经过一段时间的适应后开始对现实妥协，情绪逐渐稳定。这一阶段持续的时间往往比较短，老年人的情绪转变较其他阶段相对不明显。老年人开始变得平和、友善，积极主动配合治疗，希望能够延长生命或期盼疾病能够痊愈，这是人的生存本能的体现。

### （四）抑郁期

老年人在协议期积极寻求治疗，但身体状况依旧日趋恶化。老年人认识到自己生命将尽，情绪极度低落，对待疾病态度消极，放弃与疾病抗争，对一切事物都失去了兴趣，内心非常脆弱。常常表现为沉默不语、暗自哭泣、悲伤。处于这一阶段的老年人可能会封闭自己，不愿意与他人交流，但同时内心又希望能够获得更多的同情和关注。

### （五）接受期

处于接受期的老年人经过与疾病长期的抗争已经身心俱疲，甚至觉得死亡对于自己和家人来说是一种解脱。他们已经接受了死亡将至的现实，做好了迎接死亡的准备，心情平静、从容。在这一时期的老年人可能会开始与身边的人告别、安排自己的后事，慢慢从现实生活中抽离，让自己更加从容地面对死亡。

## 二、生命末期老年人常见的心理痛苦

心理痛苦是指由多种因素引起的不愉快的情感体验，包括心理（认知、行为、情感）、社会和（或）精神本质上的体验。可表现为脆弱、悲伤、害怕等正常的情绪反应，也可能出现一些严重的表现，如抑郁、焦虑、恐惧、社会孤立感、存在和精神危机等。

### （一）抑郁

抑郁是一种在生命末期老年人中很常见的消极情感体验。抑郁的症状主要表现为情绪低落、思维迟缓和行为活动减少。主要原因包括衰老引起的生理、心理功能退化，疾病导致的躯体功能障碍和自理能力下降，以及趋近死亡的现实。抑郁主要体现在躯体症状方面，情感表现不甚明显，较难发现。当其抑郁情绪积累到一定程度后，可能会产生自杀的念头。因此，若老年患者在生命终末期出现抑郁情绪，护理人员一定要提高警惕，严防自杀行为。

### （二）焦虑

焦虑是个体在面临潜在威胁时所产生的一种混合担忧、害怕、紧张等多种消极感受的复杂体验。对疾病和治疗的不理解、对未来生活的不确定以及担心给他人带来负担等都是生命末期老年人产生焦虑心理的原因。焦虑常伴有头痛、心慌、出汗气短、注意力不集中、失眠、坐立不安等临床表现，严重时可能出现惊恐发作。焦虑可分为慢性焦虑和急性焦虑，慢性焦虑的生命末期老年人通常表现为提心吊胆，有不安的预感，日常生活中较为敏感，经常处于高度警觉的状态。急性焦虑的表现则更加激烈，可能导致脑卒中、心肌梗死等意外的发生。适度的焦虑能够帮助老年人集中精力、保持轻微的紧张状态来应对疾病以及生活中的事件，但是持久以及过度的焦虑则会导致其注意力涣散、思维难以调动，甚至加速其衰老，增加失控感，损害其自信心。

### （三）恐惧

恐惧是人们面临危险情景时产生的一种负面情绪反应。恐惧感的产生往往由明确的恐惧对象引起，而死亡则是引起生命末期老年人产生恐惧心理的最主要因素。严重的恐惧心理往往伴有一系列自主神经功能紊乱的症状，例如心慌、气短、眩晕、烦躁不安等。恐惧是一种正常的自我防御机制，但长时间的、过度的恐惧心理会对人产生不良的影响。

### （四）孤独

孤独是一种被疏远、被抛弃和不被他人接纳的负性情绪体验。生命末期老年人产生孤独感的常见原因包括远离社会生活，缺乏子女陪伴，以及因疾病、身体虚弱导致人际交往减少等。孤独主要表现为寂寞、烦恼、精神萎靡不振、顾影自怜。产生孤独感对于一般人而言是非常正常的现象，这种感觉往往很快就能通过各种方式排解，不会因此产生明显的悲伤、抑郁等消极情感体验。但对于生命末期老年人来说，如果他们的孤独不能及时被察觉和缓解，则会随着病情的恶化而逐渐加重，最终转变为抑郁症，甚至产生自杀的念头。

**（五）自卑**

自卑即对自己的评价较低而丧失自信，同时还可能伴有自怨自艾、悲观失落等感受，是一种消极的情感体验。老年人产生自卑心理的主要原因为机体功能退化或疾病引起的身体不适导致自主生活能力、适应能力下降；另外，家庭照顾的缺失或家庭存在未化解的矛盾也会导致生命末期老年人产生自卑心理。产生自卑心理的老年人往往会无意识地放大自己的短处和缺点，不能理智、客观地看待自己，同时也不能认真思考别人对待自己的态度和评价，甚至曲解他人的话语和行为。

**（六）自杀倾向**

自杀在生命末期老年人中的发生率较高，自杀念头的产生与抑郁情绪紧密相关。生命末期老年人进入临终阶段，长期遭受身体和心理上双重折磨，已身心俱疲，同时自身给家人带来的负担也让老年人产生罪责感，他们渴望通过自杀结束痛苦。许多生命末期老年人在产生自杀的念头后会表现得非常平静并暗自计划自杀行动，护理人员易在此时放松防范而导致悲剧的发生。

## 三、心理照护的原则

**（一）早期介入原则**

对于生命末期老年人来说，让他们在最后阶段享受心理上的平静与满足是安宁疗护工作的重点，对生命末期老年人的心理照护应与躯体症状的控制同时开展。另外，生命末期老年人心理状况变化的外在表现往往较为隐匿，容易被忽略，因此从入院时就要对生命末期老年人的心理状态进行全面的评估，并根据老年人的状况尽早提供适当的心理照护，以预防不良情绪的出现和进一步加重。

**（二）特殊性原则**

特殊性原则是指心理照护中要注意老年人心理问题的个体以及群体的差异性，根据不同特点提供不同照护。老年人个体与群体之间由于年龄层次、性别差异、人生经历、性格特点以及事件背景的不同，即使面临同一种类型的心理痛苦，其具体的表现也是存在差异的。老年人与其他年龄段的患者相比，其一些心理功能出现衰退，而另一些心理功能可能趋于稳定或是产生新的代偿能力，例如老年人人生阅历的积累和自然衰老可能使得他们对死亡提前做好了准备，其面临死亡时的恐惧感相对于其他年龄段患者可能较轻。因此，在进行心理评估以及干预的过程中要充分考量老年人个体和群体的特殊性，使照护措施个性化、具体化。

**（三）整体性原则**

人是一个有机整体，老年人的心理状态与其疾病特点、治疗方案、社会背景等多方面特质紧密相关，因此老年人的心理照护应与其他方面的照护相互结合。另外，某一类型的心理痛苦往往并不是单独存在的，其必定与整体的心理活动相互关联。因此，要对老年人的心理状况进行整体的评估和把握，如果仅仅根据老年人的描述进行单一心理痛苦的照护和干预则可能导致老年人的心理痛苦得不到缓解甚至情况恶化，或者即使老年人的心理痛苦暂时得到缓解，不久之后也可能以其他的形式表现出来。

**（四）动态实施原则**

老年人的心理痛苦随着周围环境、疾病进展等因素不断变化，因此对老年人的心理评估、干预应当也是一个动态的过程。在日常照护过程中，要随时关注老年人的情绪变化，根据其外在体现察觉心理状态的变化，结合专业知识调整评估方案并根据定期评估的结果及时调整照护计划。

**（五）尊重原则**

每个个体都是平等的存在，获得尊重是每个人的基本需求也是基本人权。在中华孝亲敬长的文化传统中，对老年人的尊重显得更加重要。在为老年人提供心理照护时，不论老年人的年龄、性别、文化程度、社会背景、经济水平、疾病种类如何，都要给予他们平等的对待，以和蔼、真诚、热情的态度让老年人感受到尊重。

## 第二节　心理痛苦的评估

### 一、心理痛苦的评估方法

**（一）访谈法**

访谈法是访谈者对访谈对象进行的有目的的会谈，是一种集信息收集、评估诊断和干预治疗为一体的基本沟通手段。访谈法能够为评估者提供更多的视角去了解老年人的情况，访谈过程中也能够带动老年人对自己进行思考，从而挖掘出他们内心更深层的想法。心理评估中访谈的目的主要是收集患者的病史、相关资料并对精神状况进行检查，可以从患者的认知、情感、意志等方面进行。采用访谈法进行心理评估时要求访谈者保持客观的态度、敏锐的觉察力和共情能力，以确保在访谈中获得准确、丰富的信息。使用访谈法时要充分考虑老年人的特殊性，老年人可能存在听力下降、感知觉减退、思维反应的灵活度和敏捷度下降的情况。因此，在老年人中应用访谈法进行心理评估时，访谈者应更加耐心和细心，选择合适的对话音量、语言方式和节奏进行沟通；另外，要随时注意老年人的身体状况和需求，若出现任何的不适应及时停止访谈。

### （二）观察法

行为举止是心理现象的外在表现，通过对个体的行为、神态的观察能够获悉其心理现象。观察法是指带有明确目的，用自己的感官和辅助工具直接地、有针对性地了解正在发生、发展和变化着的现象。行为观察可以获得个体不愿意报告或者无法讲述清楚的行为数据，是心理评估中最常用的评估方法之一。在使用观察法时应注意观察者要明确观察的目的和所要收集的资料；观察者要对进行观察的时间、地点进行规划；观察前需要制定详细的观察内容；观察记录必须客观真实。

### （三）心理测验法

心理测验法是指通过专门的测量工具，按照规定的程序对个体或团体的某种心理特质、行为特征进行测量，从而作出个体或团体某方面心理发展水平或特点的评定与诊断的一种方法。心理测验法是一种经过标准化的心理评估方法，遵循标准化、数量化的原则，能够很好地避免一些主观因素的影响。要注意的是心理测验并不能完全代替心理障碍的诊断，对心理障碍的诊断需要以心理测验的结果为辅助，再根据严格的诊断标准进行诊断。

## 二、常见的心理痛苦评估工具

心理评定量表是心理测验法评估心理状态使用的评估工具，心理评定量表是已经编制好的经过科学检验的用于测量某一心理特征的量表。使用心理评定量表能够使抽象的心理特征数量化、标准化，从而实现较为客观的描述和比较。

### （一）老年安宁疗护中常用的心理评定量表

生命末期老年人的心理特点以及生理情况与普通人群不尽相同，在使用心理评定量表时应考虑量表条目内容、条目数量设置等是否与这一群体相适应。此处将按照测量功能分别介绍一些能够在老年人心理评估中使用的心理评定量表（见表 7-1）。

**表 7-1　老年安宁疗护中常用的心理评定量表**

| 量表名称 | 量表简介 |
|---|---|
| 抑郁 | |
| 老年抑郁量表（GDS） | 老年抑郁量表（GDS）由 Brank 等人在 1982 年创制，是目前使用较为广泛的专门用于老年人的抑郁筛查量表。该量表由 30 个问题组成，通过选“是”或者“否”来回答 |

续表

| 量表名称 | 量表简介 |
| --- | --- |
| 汉密尔顿抑郁量表（HAMD） | 汉密尔顿抑郁量表（HAMD）由 Hamilton 于 1960 年编制，是临床上评定抑郁症状使用最普遍的他评量表之一。HAMD 共包括 24 个项目，大部分项目采用 0 ～ 4 分的 5 级评分法，少数项目采用 0 ～ 2 分的 3 级评分法 |
| 焦虑 | |
| 汉密尔顿焦虑量表（HAMA） | 汉密尔顿焦虑量表（HAMA）由 Hamilton 于 1959 年编制，用于评定焦虑症状的严重程度的他评量表之一。HAMA 该量表的 14 个项目分别来自不同形式和不同系统的焦虑描述，所有项目采用 0 ～ 4 分的 5 级评分法 |
| 状态 - 特质焦虑问卷（STAI） | 状态 - 特质焦虑问卷（STAI）由 Spieberger 等人编制的自我评价问卷，能够测量目前的、近期某一特定时间的或情景的焦虑情绪体验，直接反映被测者的主观感受。量表共包括 40 个条目，每项采用 1 ～ 4 级评分法 |
| 恐惧 | |
| 老年人死亡恐惧量表 | 老年人死亡恐惧量表由徐晟等人编制，专门用于测量我国老年患者的死亡恐惧，量表共有 4 个维度，36 个题目，使用 Likert 4 级评分，在我国老年人中测量信效度良好 |
| 孤独 | |
| USL-8 孤独量表 | USL-8 孤独量表由 Hays 等人将 UCLA 孤独量表简化而来，是我国应用最广泛的自陈式孤独测量工具之一。 量表共包括 8 个条目，各条目均采用 4 级评分法 |
| 中文版 De Jong Gierveld 孤独量表 | De Jong Gierveld 孤独量表由 De Jong Gierveld 等于 1985 年编制研发。中文版 De Jong Gierveld 孤独量表由西班牙版本引进而来，此量表共包括 11 个条目、2 个维度（分别为社交孤独维度和情感孤独维度），采用 Likert 3 级评分法评分 |
| 综合性量表 | |
| 心理痛苦筛查工具（DMSM） | 心理痛苦筛查工具（DMSM）由 Roth 编制，NCCN 推荐使用此量表作为心理痛苦管理临床实践指南中的重要的筛查工具。其中包含心理痛苦温度计（DT）和心理痛苦相关因素调查报告（PL）两个部分。DT 为一个单项条目的心理痛苦自评工具，包括从 0 ～ 10 之间 11 个尺度；PL 为一个问题列表，包含 36 项心理痛苦相关因素 |
| 老年精神评定量表（PAS） | 老年精神评定量表（PAS）于 1994 年编制而成，能够评定老年人的认知受损、抑郁、行为改变等各方面的情况，提供对老年人的整体评价。PAS 包括被试人和知情人会谈两个部分，两部分量表共包括 70 个条目，每个条目均采用二级评分 |

### （二）使用心理评定量表的注意事项

（1）对老年人使用心理评定量表时，要注意选择恰当的量表，不仅需要使量表内容与老年人的心理痛苦类型相对应，还需要考虑老年人的疾病情况、文化程度、听力水平、语言表达能力能否支持其完成量表的测验。

（2）使用心理评定量表进行测量的评估者应该是经过正规的培训，熟悉量表的内容并能够正确进行测量操作的专业卫生技术人员。测量者对于测量结果要客观、真实地记录并进行分析和解释，切忌先入为主、因主观因素影响测量结果。

（3）选择安全、舒适的环境进行测量，并在测量开始之前与老年人建立信任关系，使老年人身心舒适，降低内心戒备，能够如实作答。

## 第三节　心 理 干 预

### 一、药物干预

#### （一）抗抑郁药物

抗抑郁药物是一类用于治疗各种抑郁状态的药物。目前的抗抑郁药物主要包括四类：①三环类抗抑郁药；②单胺氧化酶抑制剂；③选择性 5- 羟色胺再摄取抑制剂；④选择性 5- 羟色胺和去甲肾上腺素再摄取剂。

1. 三环类抗抑郁药物（tricyclic antidepressants, TcAs）

三环类抗抑郁药物是目前临床上最常用的抗抑郁药物，通过阻断去甲肾上腺素能和 5- 羟色胺能神经末梢的再摄取以增加突触间隙单胺类递质的浓度。常见的三环类抗抑郁药物有丙咪嗪、阿米替林、氯米帕明以及多塞平等。用药期间可能引起的不良反应有抗胆碱能不良反应，如口干、便秘、视物模糊、尿潴留等；中枢神经系统毒性，引起情绪低落、注意力不集中、社会行为异常、震颤等；心血管毒性，引起体位性低血压、心动过速、传导阻滞心律失常等。患有严重心、肝、肾疾病，粒细胞减少，青光眼，前列腺肥大的老年人禁用。另外，三环类抗抑郁药物的抗胆碱能和镇静作用较强，老年患者用药时易产生药源性意识模糊或谵妄，因此老年患者应慎用。

2. 单胺氧化酶抑制剂（monoamine oxidase inhibitor, MAOI）

单胺氧化酶抑制剂主要通过抑制多巴胺、5- 羟色胺、去甲肾上腺素的代谢酶，使单胺类神经递质的浓度升高。常见的单胺类氧化酶抑制剂有吗氯贝胺、托洛沙酮。常见的不良反应有头痛、恶心、失眠，单胺氧化酶抑制剂与许多药物合用易产生毒副反应，老年人常常存在同时服用多种药物的情况，用药时应特别注意用药配伍。

3. 选择性 5- 羟色胺再摄取抑制剂（selective serotonin reuptake inhibitor, SSRI）

选择性 5- 羟色胺再摄取抑制剂是近年来兴起的被广泛应用于临床的抗抑郁药物，通过选择性抑制 5- 羟色胺的再摄取使突触间隙的 5- 羟色胺含量升高从而发挥抗抑郁的作用。SSRIs（SSRI 类药物）尤其适合老年抑郁患者使用，代表药物有氟西汀、帕罗西汀、舍曲林以及西酞普兰。对于选择性 5- 羟色胺再摄取剂类药物过敏以及患有严重心、肝、肾疾病的老年人禁用，SSRIs 禁止与 MAOIs 联合使用。SSRIs 的不良反应较少且症状较轻，最常见的是与 MAOIs 联合使用出现的 5- 羟色胺综合征。

4. 选择性 5- 羟色胺和去甲肾上腺素再摄取剂（serotonin and norepinephrine reuptake inhibitor, SNRI）

选择性 5- 羟色胺和去甲肾上腺素再摄取剂通过抑制突触前膜对去甲肾上腺素和 5- 羟色胺的重摄取以及多巴胺的再摄取从而发挥作用。代表药物有文拉法辛、度洛西汀和米那普仑。此类药物禁止与 MAOIs 合用，患有活动性窄角性青光眼的老年人禁用。

**（二）抗焦虑药物**

抗焦虑药物是用来消除和减轻焦虑、紧张、惊恐，具有稳定情绪作用的药物。常用的抗焦虑药物为苯二氮䓬类药物。代表药物有地西泮、氯氮䓬、氟西泮、艾司唑仑等。患有严重心血管疾病、肾病、药物过敏、青光眼、重症肌无力的老年人禁用。苯二氮䓬类药物的不良反应较少，最常见的不良反应为嗜睡、过度镇静、智力活动受影响、记忆受损等。苯二氮䓬类药物可产生耐受性，长期使用还会产生依赖性，使用过程中应注意调整药物剂量。老年人对苯二氮䓬类抗焦虑药的敏感性较强，用药时要注意减少剂量。另外，地西泮、氯氮䓬、氟西泮在老年人体内的半衰期会延长致使镇静时间延长，因此，在护理中需注意延长老年人服药后的卧床时间，以防跌倒事件的发生。

**（三）老年人用药注意事项**

1. 老年人机体功能退化，对于药物的代谢和反应发生改变，在临床用药过程中需要格外注意。老年人常患有多种慢性疾病需要同时使用多种药物，易产生药物间的相互作用，这要求医生和护士熟悉药物的配伍禁忌，尽量选择毒副作用较小且疗效确切的药物。

2. 老年人药物不良反应发生率高、后果较严重、症状不典型，在用药期间要加强对药物不良反应的预防和观察，若老年人用药期间出现不良反应应及时停药。

3. 老年人使用抗抑郁药应从小剂量开始，药物剂量应为成年人剂量的 1/3 ～ 1/2 为宜，加量应缓慢，每次间隔时间不少于 1 周，撤药也应缓慢进行。

4. 老年人服药依从性常常较差，对于住院老年患者的口服药物，护士要严格执行给药操作，按照药物服用时间分别送到老年人床前，并照护老年人服下；若患者神志不清或存在吞咽障碍，一般通过鼻饲给药；外用药物要详细向患者及家属说明药物的名称、用法和注意事项，并进行明显的标注。

## 二、常见的非药物心理干预

**（一）认知行为疗法（cognitive behaviour therapy, CBT）**

1. 概念

认知行为疗法是《中国抑郁障碍防治指南》中推荐的抑郁症一线治疗方案，个体、团体、居家以及线上等多种形式的认知行为疗法与抗抑郁药物用于老年抑郁障碍的治疗。

老年患者产生抑郁等心理痛苦时，其非理性信念水平很高，以绝对化、概括化的思维方式看待事物，面对事情常常采用回避的应对方式。认知行为疗法通过改变个体不合理的认知方式，帮助个体建立正确的观念和态度从而转变个体的应对方式，纠正不良的情绪和行为。认知行为疗法以短程、结构化、问题导向和聚焦当下为主要特征，是目前应用最为广泛的心理疗法之一。认知行为疗法目前已发展为包括认知疗法、理性情绪行为疗法、接纳承诺疗法、图示聚焦疗法、元认知治疗等多种具体心理治疗方法的认知行为分析和治疗系统。

2. 认知行为疗法的实施方法

（1）贝克认知疗法（Beck’s cognitive therapy）：贝克认知疗法根据认知过程影响情感和行为的理论假设提出了基本治疗理念，即人们的情感和行为是由其对事物的认知影响和决定的。贝克认知疗法通过帮助老年人认识到自身歪曲的信念、假设和自动化思维并且对其进行修正，进而采取合理的想法和行动来平衡情绪。贝克认知疗法的实施包括以下内容：

①建立信任、亲和的关系：治疗的第一步是与老年人建立真诚、紧密的联系，调动老年人参与治疗的积极性，以保证后续治疗的顺利进行。

②识别自动性想法：自动性想法是指介于外部事件和个体事件的不良情绪反应之间的那些思想，这些想法已经构成了老年人思考方式的一部分。治疗师通过提问或指导患者想象来帮助其识别其内心的负性自动性想法。

③发现认知错误：让老年人自主解释负性自动想法并寻找与这种不良认知相对抗的证据，发现自身负性自动想法的不合理之处。

④理性心向演练：通过适当的引导让老年人想象进入某种情境，并以自己惯有的情绪和行为进行应对，再想象出一种更恰当的情绪反应和表现来应对情境，在理性心向取代非理性心向的过程中帮助老年人逐渐建立正确的心理认知方式。

⑤实践练习评估：当老年人学会用新的认知方式替代原有的认知时，鼓励老年人在实际生活中不断去应用新的认知方式来进行自我调节，进而巩固和强化这种正确认知观念。当老年人能够在日常生活中依靠自己来调节认知、情绪和行为时，干预才能达到最终的目的。

（2）理性情绪行为疗法（rational emotive behavior therapy, REBT）：REBT 是在 ABC 理论基础上创立的。ABC 理论认为激发事件 A（activating event）只是引起适应不良情绪和行为后果 C（consequence）的间接原因，而引起后果 C 的直接原因是个体对激发事件 A 的认知和评价所产生的信念 B（belief）。因此，理性情绪行为疗法帮助个体以理性的思维方式替代非理性的思维方式，帮助其改变认知，减少和消除不良的情绪与行为。REBT

的开展可以采取团体和个体治疗相结合的形式进行，团体治疗通常每次干预 8 ～ 12 位老年人，每周 1 次，每次可持续 60 ～ 90 分钟，共进行 8 周训练。对于身体状况较差的老年人可以根据其需求缩短单次训练时间、提高训练频率以保证干预效果。REBT 的实施主要包括以下内容。

①了解激发事件：首先要与老年人建立良好的关系，在与老年人的交往中发现他们不良情绪的具体表现，向老年人解释不良情绪和行为产生的原因，了解老年人产生不良情绪和行为的具体激发事件，并与老年人进行协商、共同制订治疗目标。

②寻找非理性信念：协助老年人探索导致其产生不良情绪和行为的错误信念和非理性思维方式。

③修通：采用各种方法与技术使老年人对自己的非理性思维方式和观念产生动摇，主动改变原有的非理性思维方式，建立理性的思维方式。常用的方法有：辩论与诘难，即通过不断对老年人进行发问，对其信念进行质疑和挑战，使老年人逐渐认识到自己的错误信念，迫使其改变不合理的思维方式；合理情绪想象技术，即让老年人进入自己的情绪困境中，并帮助老年人改变这种不适当的情绪反应、体会适当的情绪反应，建立正确的情绪体验；认知家庭作业，即通过让老年人自己填写情绪自助表，自己练习与内心非理想思维方式和信念进行辩论。对于老年人来说，其自身的观念和思维可能较年轻人躯体整体较为固化，在修通的过程中治疗师要更加耐心并以多样化的方式帮助老年人意识到其原有思维方式存在的问题。

④养成理性思维习惯：这是一个思维重建的过程，帮助老年人养成理性思维的习惯，使新的观念和思维方式形成一种内在的模式，建立更合理的生活哲学观。

（3）自我指导训练法（self-instructional training）：自我指导训练法也是一个认知重建的过程。自我指导训练法的重点在于引导老年人进行正向的自我内心对话。让老年人明白，因为自己内心消极负面的自我指令导致了不良的情绪和行为，通过学习新的自我内心对话方式来引发良好的情绪和行为。

（4）行为疗法（behavior therapy）：行为疗法以分析人的行为以及促进行为改变为主要目的，其可以作为独立的治疗方法运用于心理干预中，如放松训练、暴露训练、情绪管理技能训练作业疗法、行为活化技术等，也可以作为行为技术整合到其他心理治疗中，如理性情绪行为疗法、辩证行为治疗等。

**（二）尊严疗法**（dignity therapy）

1. 概念

尊严疗法是一种简单易行的个体化心理干预疗法，旨在帮助老年人重建意义感和目标感以减少老年人在临近死亡时的痛苦。尊严疗法被用于老年人的照护过程中，有助于提高老年人的希望水平、生活质量以及尊严水平，缓解负性情绪。尊严疗法由受过专业培训的治疗师通过对老年人进行访谈，在访谈中引导老年人重新审视自己的人生经历、分享内心感受、重构积极的自我认知和评价，访谈录音最终被转录为文本返回给老年人，供其分享给所爱之人，使老年人的价值得以保留和传承。

2. 尊严疗法的实施方法

（1）实施步骤。

尊严疗法由接受过尊严疗法培训的医护人员、心理治疗师等来实施。

①首次访谈：由治疗师采用非正式交谈的方式向老年人解释访谈的目的、内容、持续时间等，向老年人提供访谈提纲并解答其疑问，以便于老年人能够在完全了解尊严疗法的情况下作出是否参与的决定。治疗师在向老年人介绍尊严疗法时用语需谨慎，不能假设老年人已经了解疾病预后情况，不可使用“终末期”“临终”“死亡和濒死”等词。除此之外还需了解老年人的基本情况，包括姓名、年龄、婚姻状况、目前生活安排、教育经历、工作情况、家庭成员、疾病等相关信息以及传承文档的接收人，以便对后续开始的访谈进行详细规划。需要注意老年人资料采集的准确性和完整性，严格保密患者的个人隐私，并且给予老年人人格尊重。

②正式访谈：是由治疗师引导、以尊严疗法问题提纲为框架的访谈过程。治疗完成情况取决于老年人的身体状况和精力，一般需要 1 ～ 2 次访谈，每次不超过 1 小时。如需两次访谈，两次访谈间隔时间不应超过 3 天。治疗师依照围绕人生经历、自我、角色、建议、祝福等几个问题的访谈提纲开展访谈，并对访谈过程进行录音。

③文档的转录与编辑：转录所需时间一般是录音时间的 2 ～ 3 倍左右。录音转录为文本文档后，应在 1 ～ 3 天内完成文档初次编辑，一般需要 2 ～ 3 小时。初次编辑的文稿需要同老年人进行核对，并按照患者建议在 1 ～ 2 天内对文档完成再次修订和定稿。编辑过程中需要确保内容的真实性。

④文档的修订和传承：与老年人核对初次编辑后的文档，并在 1 ～ 2 天内完成对文档的再次修订和定稿，将最终版本制作为传承文档交还给老年人及其所爱之人保存与分享。

（2）治疗师治疗技巧。

①保持尊严肯定立场：尊严肯定立场指治疗师使老年人在治疗过程中感受到被尊重和重视的能力。这种立场是为了传达对老年人话语、思想和情感的尊重。尊严疗法本身应该让老年人感觉到他们是谁和他们的话是重要的。这种富有同理心的精神上的支持和关怀是尊严疗法成功的基础。

②高度参与、积极倾听：治疗师在治疗过程中需要高度参与、积极倾听，留心老年

人的回应，并预测可能出现的问题。在适时引导的同时，让老年人能够独立推进尊严疗法甚至重新定向，这是尊严疗法中积极倾听和推进的精髓。

③引导访谈过程、掌握结构平衡：疾病终末期的老年人一般没有足够的精力和主观能动性去完好地组织自己的语言，治疗师则需要把握开放式问题（问题提纲）和细节性问题（探索细节信息的提问）的平衡。一般来说，越虚弱的老年人，需要越多的细节性提问。同时，治疗师需要掌握访谈节奏和时间安排，从而保证治疗提纲内的问题都能够有时间被谈及。

④依循患者情感引导治疗：依循患者情感经历有助于治疗师决定尊严疗法需要包括的内容。这也包括允许老年人回避不想谈论的事情和协助他们谈论想要分享的内容。例如在一位老年男士的尊严治疗中，对于早年经历，他没有谈及多少，也没有表现出谈论的兴趣。但当问到还想谈谈什么的时候，他说了很多关于离婚和早期家庭解散的婚姻问题。他表示要用这份文档给前妻道歉，并向他们的两个成年孩子作解释。

⑤正确处理不同类型的故事 ：在尊严疗法中，老年人会讲述不同类型的人生故事，包括“美好的”“悲伤的”和“丑陋的”故事，很少有纯粹美好或悲伤的人生，治疗师只要依循老年人情感引导访谈过程即可。

（3）尊严疗法访谈内容。尊严疗法的访谈提纲包括以下问题：回想下您的过去，哪部分您记忆最深刻或者您认为最重要？您觉得什么时候活得最充实？ 有哪些关于您自己的特别的事情想让家人了解或记住？ 您人生中承担过哪些重要角色（例如家庭、职业或社会角色）？为什么这些角色是重要的？在这些角色中，您都做了什么？ 您这一生中最大的成就是什么？最令您感到自豪的是什么？ 有什么特别的事情您想要告诉您爱的人吗？有哪些事情您想和他们再说一次？ 您对您爱的人有什么期望或祝愿吗？ 您有哪些人生经验想告诉别人吗？您有什么建议和忠告想告诉您的子女、配偶、父母或其他您关心的人？ 您对家人有什么重要的话或者教导想要传达，以便于他们过好以后的生活？ 您还有什么其他的话想记录在这份文档里吗？

**（三）正念疗法（mindfulness therapy）**

1. 概念

“正念”这一概念出自佛教，是佛教中用以终止痛苦、达成智慧的心智训练与冥想的方法。在心理学领域，正念是指个体对当下的经验进行有意识地、不加评判地注意的过程，是对自身和外在环境的接受，是一种自我调节的过程。正念疗法源自于佛教的冥想，是指以正念为基础的一系列的心理治疗方法。正念疗法已经被用于缓解老年人的癌因性疲乏、抑郁障碍、睡眠障碍以及癌性疼痛，且都呈现出较好的干预效果。常见的正念疗法包括：

（1）正念减压疗法（mindfulness-based stress reduction, MBSR）：又称减压与放松疗程，是最常用的一种正念训练，通过冥想训练帮助老年人培养正念，要求老年人在生活中始终保持不评判、耐心、初心、信任、不强求、接纳和放下的态度，教会老年人运用自己身心的能量为自己做一些积极健康的事情。

（2）正念认知疗法（mindfulness-based cognitive therapy, MBCT）：是由正念减压疗法与传统认知疗法相结合形成的，传统认知疗法着重于改变人的负性思维，而正念认知疗法则是鼓励老年人有意识地去觉知，友善地接纳这些思维。

（3）辩证行为疗法（dialectical behavior therapy, DBT）：是一种主要用于治疗边缘型人格障碍的心理疗法，通过以冥想为主的佛教的禅修方法让老年人能够去忍受生活中的压力并学会自我接受。

2. 正念疗法的实施方法

正念减压疗法采取非正式的自主训练和正式的团体训练相结合的方式展开。非正式的自主训练是用于巩固正式团体训练的效果，帮助老年人将正念融入日常生活中，要求参与者在团体训练之余每周进行至少 6 次的自我训练，并鼓励老年人在日常吃饭、洗澡、倒垃圾等过程中时刻觉察自己的状态。正式的团体训练参与人数一般在 15 ～ 30 人之间，每周 1 次连续 4 ～ 8 周，每次持续 90 ～ 120 分钟，在老年人中进行训练时可根据老年人的身体状况适当缩短每次的训练时间。团体训练的内容包括身体扫描、正念呼吸、正念冥想等。

（1）身体扫描：闭眼平躺，放松全身，按从脚趾到头顶的顺序逐个扫描身体的各个部位，并觉察相应部位的感受。

（2）正念呼吸：取坐位或者平躺，身处安静环境，觉察身体的状态，遵循身体的节律自然呼吸，感知呼吸时通过鼻端的气流，并观察随之产生的腹部起伏运动。

（3）正念冥想：身处安静环境，察觉脑中出现的思维、情绪、念头、冲动等，并体验这种现象产生和消失的过程，重点是客观接纳当下的心理体验，不加任何的批判和排斥。

（4）正念瑜伽：在练习瑜伽动作的过程中结合正念冥想，关注对当下身心感觉的察觉并提高平衡能力。治疗师需要根据老年人的具体身体情况对瑜伽动作进行调整，使老年人能够轻松完成训练动作。

（5）正念行走：是发生在特定空间区域内的反复行走练习。将注意力放在双脚上，通过身体与地面的接触，感受脚踩在地上的每个动作所带来的生理感受和变化。在正念行走训练的过程中要注意合理安排行走距离并做好保护措施以保护老年人的安全，预防跌倒事件的发生。

（6）正念内省：通过感觉内在的身体和心灵的感应，允许老年人有任何的想法和情绪波动，但不必在意。

**（四）危机干预**（crisis intervention）

1. 概念

危机是指人类个体或群体无法利用现有资源和惯常的应对机制加以处理的事件或遭遇，其原有的心理平衡被打破，导致其陷入一种无所适从的失衡状态。心理危机干预是帮助处于危机中的人认清问题的实质、重建信心、发挥自己的能力和潜力、恢复心理平衡并得到成长的过程。在危机事件中早期危机干预的主要作用是帮助老年人重新建立或恢复个体的平衡，随着时间推移，危机造成的伤害逐渐稳定时，危机干预的主要作用是减少创伤对老年人带来的心理行为的影响并促进个体的成长，主要用于老年人自杀干预或预防。

2. 危机干预的实施方法

（1）危机干预的基本步骤。

①确定问题：通过心理评估确定老年人的状况，采用倾听技巧、会谈技巧掌握和理解老年人的问题，在这个过程中应注意避免责备和说教老年人，也不要对老年人的想法和念头进行任何鼓励或否定的评判。

②保证安全：对于老年人面临的疾病症状，如疼痛、呼吸困难、胃肠道反应等，提供及时的治疗与护理，减轻疾病带来的躯体痛苦。

③提供支持：为老年人提供个体化的心理支持，引导老年人以积极、正向的心理面对生活，进行必要的心理宣教；尊重老年人的情感和选择，帮助老年人积极面对死亡，缓解内心的恐惧。

④给予替代应对方式：营造良好的病房环境，适当根据老年人的喜好对房间进行修饰；主动了解老年人的背景信息和个人特点，根据老年人需求提供治疗和安宁疗护服务。

⑤制订计划：根据老年人的不同情况协助其制订提升其内心平衡状态的干预计划。

⑥承诺实施：与家属和老年人共同协作完成干预计划的制订，使双方都得到直接的承诺。

（2）常用的危机干预技术。

①放松训练：放松技术是通过训练，放松机体的随意肌，从而缓解自主神经反应以达到控制紧张、焦虑情绪的目的。放松技术包括呼吸放松、肌肉放松和想象放松三种。放松技术能够快速帮助老年人有效控制情绪，从而促进其他工作的开展。

②稳定化技术：在危机事件发生时，老年人的内在平衡受到冲击、个体安全感被破坏，通过稳定化技术帮助老年人重建安全感。常见的稳定化技术包括内在安全岛和保险

箱技术。内在安全岛是指个体认为安全、舒适、不会受到压力的地方，这个地方可以是现实中存在的，也可以是老年人想象中的。保险箱技术是帮助老年人将危机事件中的创伤性记忆封存起来，以免老年人继续受到其影响。

③移空技术：移空技术是我国原创的催眠心理治疗技术。移空技术将困扰老年人的情绪通过静态作业和动态作业移出身体，常运用于情绪障碍的治疗。能够快速帮助老年人消除焦虑、愤怒、恐惧甚至疼痛等身心症状。

**（五）团体心理咨询（group counseling）**

1. 概念

团体心理咨询是一种在团体情境下进行的互动式心理咨询形式，通过团体内的人际交互作用，促进个体在交往过程中观察、学习、体验，认识自我、探讨自我并接纳自我，调整改善与他人的关系，学习新的态度与行为方式，以促进良好的适应。团体心理咨询以其高效率、高感染力和影响广泛的优点在临床中被广泛使用，团体心理咨询可以通过与多种心理治疗方法相结合用于帮助老年人缓解面对不良生活事件时的负性情绪。团体心理咨询的开展有不同的形式和理论依据，常见的有团体精神分析法、个人中心团体疗法、团体行为疗法、理性情绪团体疗法、沟通分析疗法以及心理剧疗法，团体的领导者即治疗师通过这些理论来制定合适的团体心理咨询方式，帮助老年人理解自己的思想、感受和行为。

2. 团体咨询的实施方法

团体的发展包括团体创始阶段、团体过渡阶段、团体工作阶段和团体结束阶段，团体咨询根据团体的发展阶段分为以下四个步骤进行。

（1）团体咨询前阶段：咨询师单独会见每例老年人，通过会谈评估老年人的心理症状和心理痛苦的程度，向老年人进行解释，让老年人了解心理痛苦的产生并不是老年人自身造成的错误；向老年人解释是某一些原因导致了心理问题的发生，团体治疗的目的正是为了找到并解决这些原因，鼓励老年人在知情同意下加入团体。由于老年人身体情况的特殊性，部分老年人可能并不适合参与团体咨询，在这一阶段咨询师要根据老年人的状况进行筛选，避免在团体咨询中出现意外。

（2）团体咨询第 1 阶段（第 1 ～ 2 次治疗）：组织团体中老年人之间相互问候、介绍，通过一些热身游戏融洽团体氛围。使老年人相互认识，并因此感到舒适、温暖、安全；说明团体中每个成员的情况，希望彼此能够相互帮助；向老年人解释经过治疗后他们可以回到从前的状态甚至更好；说明团体治疗的方法和基本过程，帮助老年人确立个体的目标，并鼓励老年人谈论自己的故事，鼓励他们通过观察、学习、思考，寻找共鸣。老年人往往在讲述经历的时候沉湎于往事的回忆，尽管有些回忆可能对于团体的其他老年人来说是枯燥乏味的，但这时候咨询师应当更加耐心给予老年人充分的实践或是恰当的引导。

（3）团体咨询中间阶段（第 3 ～ 5 次治疗）：指导老年人进行心理放松游戏，在舒适轻松的状态下讨论相关的心理困扰，并彼此交换各种解决方法；帮助老年人以一种关怀的态度对待彼此；同时，咨询师帮助老年人纠正不良的认知，并共同探讨适宜老年人的解决方法。对于老年人来说，家庭在其生活中占有非常重要的地位，在一些团体活动中可以允许患者邀请家属一同参与，以增强老年人的家庭归属感，增强老年人与家庭的沟通。

（4）团体咨询终止阶段（第 6 次治疗）：鼓励老年人说出接受治疗后自己生活中的变化，以及对这些改变的看法，如哪些症状减轻或消失，哪些症状依然存在以及对未来担忧的事情；帮助老年人将团体中所学到的知识和技能带入日常生活，同时也可以借此鼓励、帮助老年人继续坚持治疗。

（郭巧红　郗兰馨）

# 第八章　精 神 照 护

## 学习目标

1. 阐述精神的概念。
2. 解释精神与心理、宗教的区别与联系。
3. 描述影响老年安宁疗护患者精神健康的主要因素。
4. 运用精神评估方法了解老年安宁疗护患者的精神需求和精神健康状态。
5. 运用精神照护技术为老年安宁疗护及其家属提供照护。
6. 树立职业健康促进意识及老年安宁疗护服务优化意识。

## 导入案例与思考

刘女士，65 岁，胃癌晚期，1 个月前入住安宁病房。入院后精神萎靡、面容愁苦、整天唉声叹气，且紧张、焦虑、头晕、心慌，伴有睡眠困难。患者已退休，老伴 5 年前过世。患者有一个 38 岁的女儿，仍然独身，因为工作繁忙，没有时间陪伴患者。护士与其交谈，患者经常说："我不能动、不能吃、每天都很难受。受不了了，还拖累家人，活着没有意义，还不如死了算了。早死早超生！""我很痛苦，我努力一辈子，到头来晚景如此凄凉，我很失败。"

（1）患者有无精神健康问题？如何进行评估？

（2）如何为患者提供精神照护？

安宁疗护的核心理念是整体护理，其目标不再是治愈疾病，而是满足患者各层面的需求，肯定生命的价值和意义，以达到身、心、社、灵的和谐。对老年临终患者而言，精神照护起着非常重要的作用，是可以缓解老年临终患者精神痛苦的方法。

## 第一节　概　　述

### 一、精神的概念

精神（spirituality），又称作"灵性"。在心理学文献中，最早由美国哲学和实验心理学家、机能主义心理学派的创始人之一威廉·詹姆斯（William James）给出精神的定义：

“精神是人类超越自身的过程，不同的人有着不同的体验。对于信仰神的人，精神是探明与神的关系的体验。对于人道主义者来说，精神是与他人相处的自我超越体验。对于其他人，它可能是与自然或者宇宙（无论怎样描述他们）的和谐或统一体验。它引导人们进入一个王国，在那儿人们可以体验到与某种大于自身的事物的联合，并因此找到自己最大的安宁。”

英文文献中人的精神包括多个维度：存在的挑战，如身份、意义、痛苦与死亡、内疚与羞耻、和解与宽恕、自由与责任、希望与绝望、爱与欢乐；以价值观为基础的考虑和态度，对每个人来说最重要的是什么，如与自己的关系、家庭、朋友、工作、事物、自然、艺术和文化、道德和生活本身；宗教的考虑和基础，信仰、信仰和实践、与上帝或终极的关系。

中国台湾的赵可式博士对医疗背景下的精神有一个明确的定义：“人的精神是在与天、人、物、我的关系上寻求共融，寻求永恒生命意义与价值，并在不断超越的整合过程中达到平安的感受。或者：认为灵性是一个人思考存在的意义，其中包括人内在丰富的源头和意识体会到存在的意义与价值，其体现在与天、人、物、我关系的功能，寻求生命的永恒与价值，并在不断超越和整合中达到平安。”

综上所述，精神是一个广阔的概念，目前尚无统一的定义，但是精神是人类的一个普遍特征，包括了对生命意义、个人价值和成长的探索，与比人自己更大的某些事情的连接，并扩展到极致的草越。

## 二、精神与心理

精神和心理既有区别又有联系。人的心理包含心理过程和人格。前者是指在客观事物的作用下，心理活动在一定时间内发生、发展的过程。通常包括认知过程、情绪情感过程和意志过程三个方面。认知过程指人以感知、记忆、思维等形式反映客观事物的性质和联系的过程；情绪情感过程是人对客观事物的某种态度的体验；意志过程是人有意识地克服各种困难以达到一定目标的过程。后者是指个体在对人、对事、对自己等方面的社会适应行为上的内部倾向性和心理特征，表现为能力、气质、性格、需要、动机、兴趣、理想、价值观和体质等方面的整合，是具有动力一致性和连续性的自我，是个体在社会化过程中形成的独特的心身组织。

精神在一定层面上与心理存在着相通和交融，是个人内在力量的源泉，是个体在人类社会生活意义世界中的相互关系、超越的观念、亲身体验、自觉过程、反思能力和主观知觉的总和，处于人类心理的最高层次的水平。精神提供更高层次的智力和智慧，将情感与道德融为一体。它在整合人格的不同方面以及存在和生活方式方面起着指导作用。

关于身体（生理）—心理—精神的关系有学者用一个冰山图解释。我们能看到的只是冰山一角，即外在生理上的表象（身体层面）以及由心理主导的外在的行为；水平线之下才是心理层面，蕴藏着意志、情感、智力、道德观念等；而精神层面，则是更深层次的最重要的，也是人根本的“内在”本质、生命力的核心，也是人们明白为什么活着的重要部分。精神层面的完整性会影响到人整体的完整性。如图 8-1 所示。

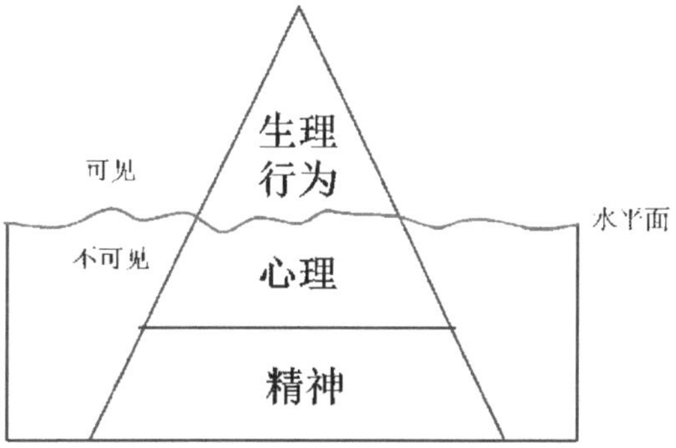


图 8-1　人的身体（生理）—心理—精神冰山关系

从另一个角度看，人的身体（生理）、心理和精神相互渗透和整合。人的精神维度包含并整合躯体的、心理的、社会的要素在一起成为一个整体，如图 8-2 所示。

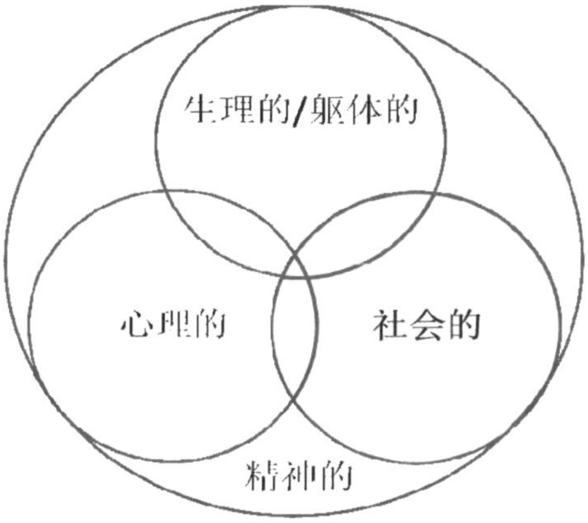


图 8-2　人的身体（生理）、心理、精神与社会的关系

## 三、精神与宗教

在我国民众的认知中，常误认为精神即是宗教，以至于无神论者忽略了精神层面是全人 / 整体人不可或缺的元素。事实上，精神不同于宗教。精神与人类追寻意义、目的和价值的体验有关，它可能包括、也可能不包括上帝或超越性力量的概念。 而宗教主要的特点为：相信现实世界之外存在超自然神秘力量，该神秘力量统摄万物而拥有绝对权威、主宰自然进化、决定人世命运，从而使人对此产生敬畏及崇拜。宗教是对精神信念和体验的组织化、机构化的阐释和实践。或者说宗教只是人的精神层面的一种表现。精神与宗教的关系，如图 8-3 所示。

## 四、精神需求

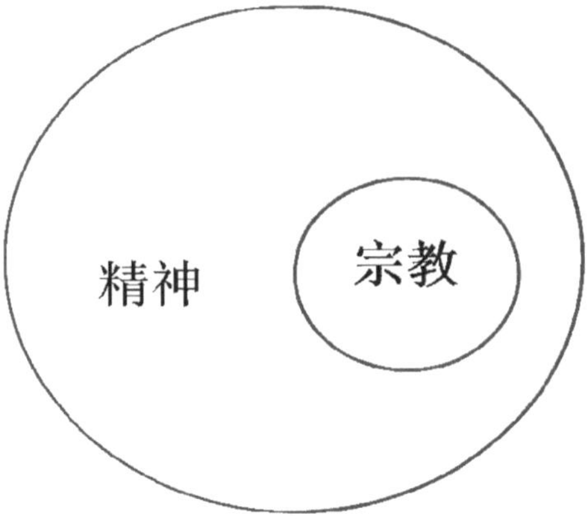

图 8-3 人的精神与宗教关系

人本心理学家马斯洛（Maslow）在其去世前一年（1967）遭受疾病折磨，他认识到：人在面临疾病和死亡时，需要自我实现和超越自我之外的东西——超越性或精神的需求。因此，他提出了人类需要的三个层次理论，即：X 理论（生理需求、安全需求）、Y 理论（爱与归属感的需求及自我实现的需求）、Z 理论（精神需求）。人的 4 项精神需求，分别为：追寻“生命意义”需求；感受到谅解和宽容的需求；爱的需求；希望的需求。马斯洛指出，精神是自我认同、内在核心及圆满人生的一部分；缺乏精神的人会生病，会变得残暴、空虚、无望或冷漠。

## 五、精神健康

世界卫生组织（World Health Organization，WHO）在 1998 年的《组织法》中提出要将患者的身心健康和社会文化层面及精神健康照顾相结合，认为精神健康是人类健康的重要组成部分，形成给予患者爱心关怀、使用专业知识为患者解惑、以积极向上的心态鼓励患者及其家属的身体—心理—社会—精神一体化的整体护理模式，对患者生存治疗的改善具有重大的推进作用。

精神健康是一种幸福的主观感觉，肯定自我的价值，以开放的、可接受的态度管理人际关系并拥有内心“能量”。精神健康的人具有将个人精神本质发挥最大潜能的能力，包括发现并且明白自己在生活中的基本目的，学习体验爱、快乐、平和及满足，以及帮助自己和他人充分发挥潜能。

## 六、精神痛苦

痛苦是人的整体体验，有身体的痛苦，有心理的痛苦，还有精神的痛苦（spirituality distress）。当一个人的生活主要原则被打破，而这个原则曾贯穿其一生，并支配着他的精神生活和本能，这种情况下就会出现精神层面的痛苦。人的精神痛苦表现为无望、无意义的感觉，孤独、脆弱，对原来信仰的愤怒、负罪感、羞愧感，不能宽恕他人甚至过度的坚硬和承受痛苦。

身体的痛苦和心理的痛苦以及精神的痛苦有时候相互联系，有时候又不完全相关，比如患者可能会有较严重的躯体症状但不一定有精神痛苦，相反患者有时候没有躯体症状也会存在精神的痛苦。

临终患者，因为即将到来的死亡，会感到绝望。而许多老年临终患者，由于失能，日常生活需要依赖他人，往往存在更多的心理问题，如自卑和无价值感、自尊心强、敏感多疑、孤独寂寞、恐惧、固执、易激怒、无希望感，加速死亡和自杀意念显著。这些负面心理因素会对临终老人造成极大的精神困扰。包括：个人身份的确认，患者会问“我是谁？”“我会被人记住吗？”；痛苦和疼痛的意义，患者会问“为什么上天让我遭受如此的痛苦？”患者会想“这件事对我真的不公平”“为什么这件事情偏偏发生在我的身上”。生命的意义，患者会纠结“我很快就要死了，生命对我的意义是什么呢？”；价值观系统，患者会反思“我就要死了，生命中什么才是最重要的？”；对信仰的质疑，患者不停地问“世界上真的有神灵吗？”“我原来的信仰可靠吗？”；负罪感，患者会难过“回顾这一生，我做了很多错事，对不起一些人，我真的很后悔”“我能得到宽恕吗？”；死后的生命，患者会不安“死亡后还会有灵魂吗？”“死亡后的灵魂是什么样子的？”。

## 七、精神健康相关因素

影响一个人的精神需求和精神健康的因素很多，如心理因素、疾病因素、社会因素、经济因素、文化因素以及医护人员的精神照护的能力等。

### （一）心理因素

焦虑、抑郁、孤独的患者往往希望寻找各种形式的精神和心灵寄托，从而重新定位人生意义。另外，患者的精神需求越能得到满足，希望水平越高。希望是个体生命过程中具备的潜在的能力，患者的希望程度越强烈，对抗疾病的信念和力量越强大。老年临终患者因为自身功能退化，行动不便，且各种家庭应激事件多发，如退休、丧偶、丧子、经济窘迫、家庭不和以及即将到来的死亡，焦虑、抑郁、自卑和孤独非常常见和严重，都可导致老年人精神需求增加和精神健康水平下降。

### （二）疾病因素

严重的躯体症状，如持续而剧烈的疼痛可以使患者改变心态、自我形象受损而担心他人不会认同、丧失对生命意义的追求、怀疑存在的价值，从而对生活意义产生困惑、渴望死亡，造成精神需求得不到满足。老年人临终患者各种生理功能老化，慢性疾病如高血压、冠心病、糖尿病及癌症等缠身，躯体症状较成人临终患者更多且更严重，使得精神困扰也更加严重。

### （三）社会、经济及文化因素

年龄越大，精神需求越高；女性患者的精神需求普遍高于男性患者；文化程度越低，精神需求越高；经济负担越大，精神需求越大。老年临终患者因为增龄引起生理、心理功能退化，多数老年临终患者退休远离社会生活，经济上靠子女支持，有的老年人与子女关系不和，有的老年人无子女，因而整体的社会支持不佳。我国传统文化的思想在许多老年人心中根深蒂固，认为“好死不如赖活着”，不能正确认识和接受死亡的事实。同时，认为疾病和死亡是惩罚，有很强的病耻感。以上社会因素、经济因素和文化因素都是老年临终患者精神需求和精神困扰显著的原因。

**（四）医护人员**

医护人员精神信仰影响患者的观念。护理人员的精神层面会影响他们对患者的精神照护的动机和方法。护理人员的精神认知水平越高，越容易满足患者的精神需求，患者的精神健康状况越好。在老年安宁疗护实践团队中，护士是最容易察觉老年临终患者及家属精神困扰的人，因此护理人员应该了解自己的精神体系，了解精神对健康、患者照护、医患关系的影响，增强自我技能。

## 第二节 精 神 评 估

当生命受到疾病的威胁，人们总是力求在病痛缠绕的困苦中定义真正的自我，寻求生命的意义和价值。精神需求在疾病不同阶段都存在且随病情加重逐渐增加。随着疾病的进展和死亡的临近，进入安宁疗护的终末期患者的精神困扰会越来越强烈，精神需求也会越来越凸显。对安宁疗护患者的精神健康水平以及精神需求的评估是安宁疗护护理实践中的重要组成部分。护理人员对安宁疗护患者进行精神评估时，通过耐心细致地观察、自由交谈和量表测量，获得患者精神需求和精神健康相关的准确信息，是为患者提供有效的精神照护的前提。

### 一、精神评估的方法

对安宁疗护患者进行精神评估主要包括观察法、临床访谈（交谈）和量表测量等评估法。

观察法是精神评估中获得信息的常用手段。观察法有两种：一是按观察目的、观察者的经验来组织观察内容和程序；另一种是按照目的采用一套定型的程序进行观察。观察法可以在自然情况下进行，也可以在有控制的环境下进行。

临床访谈（交谈）是通过评估者与患者之间面对面的双向互动来评估患者精神的各个方面。临床访谈包括深入访谈和半结构访谈。深入访谈时，评估者就患者精神方面的问题与患者自由交谈，无访谈提纲。半结构访谈时，评估者就患者精神健康和需求相关问题制订一个粗线条式的访谈提纲，围绕提纲根据患者实际情况进行灵活的访谈，了解患者的精神健康状况及需求。在精神评估的过程中，临床访谈有重要地位，对于获取信息、了解并分析患者的精神健康状态和精神需求、建立精神照护的信任关系非常重要。

量表测量是通过评估者观察对患者的某种行为或特质确定一个分数的方法，也可以是患者自我评分，用来表达评定结果的标准化程序叫作评定量表。

其中，精神评估量表结合半结构式访谈是比较成熟的评估方法，能够帮助精神照护实践者充分理解和掌握终末期患者的精神困扰和精神需求，以便进一步有效干预。

## 二、老年安宁疗护患者的精神需求

老年安宁疗护患者的精神需求与成年人安宁疗护患者的精神需求整体上是相类似的。老年期作为人类生命周期的最后阶段，各个方面都处于老化过程中，老年人角色地位改变、慢性疾病缠身、丧失自己心爱的人和事物，特别是到了临终阶段，精神困扰和精神需求更加强烈。有学者总结了老年安宁疗护患者的精神需求的 6 个部分：成就感、价值感、意义感、心灵归属感和安全感以及对事物的持续感。也有研究显示，对于老年临终患者，精神需求主要集中于对他们即将死去身体和世俗存在的忧虑以及寻求超越物质存在两个方面。

我国学者路桂军教授整理的癌症晚期患者精神需求也适用于老年安宁疗护患者。他把患者的精神需求分为 5 类：生命意义与价值类，包括完成事业的需求、积极希望和感恩的需求、准备和接纳死亡的需求、创造生命意义、寻求目标的需求以及寻求生命归宿的需求；与至高者 / 信仰的融合类，包括宗教信仰需求、正能量需求、信仰的需求、对抗死神的精神需求、接纳苦难的需求；与自然的和谐类，包括体验自然的需求，欣赏美的需求，舒适、安全环境的需求；与他人关系的融洽类，包括陪伴需求，“四道”人生的需求，家庭系统支持的需求、缓解负面情绪的需求、反向关怀的需求；与自我的圆融类，包括参与和控制的需求，内心矛盾冲突释放的需求，内心平和的需求，尊重与自决的需求。

## 三、老年安宁疗护患者常用精神评估量表

为了满足临床实践的需要，国内外专家学者研发了多种精神评估工具，这些量表适用于不同类型老年临终患者。

### （一）欧洲癌症治疗与研究生命质量－精神健康量表

该量表是一个跨文化测量癌症患者精神健康状态的问卷，包括 4 个维度：存在、与

自我的关系、与他人的关系、与重要或神圣事物的关系，共32个条目。该量表已在14个国家多种语言环境和不同文化背景下进行了翻译和改进，具有良好的信效度。2019年我国学者孙向红将其汉化并验证，有良好的信效度。

**（二）癌症患者及家属精神需求的评估工具**

可以帮助了解临终患者的精神健康需求，包含8个维度：积极角度看问题的需要、与神明建立关系的需要、爱他人的需要、接受别人爱的需要、信仰重新评价的需要、寻找生命意义的需要、进行宗教信仰活动的需要和死亡准备的需要，共44个条目。2015年我国台湾学者Lin等将其汉化和验证，结果显示信效度良好。

**（三）慢性疾病治疗功能评估—精神量表**

评估临终患者的健康水平，包括3个维度：意义维度、平和维度和信念维度，共12个条目。2016年我国学者刘翔宇汉化修订并验证了本量表，信效度良好。

**（四）精神需求目录评估表**

评估该量表由美国学者研制，既可以评估患者的精神需求，还可以评估患者的精神需求是否得到满足，包括5个方面：期望、灵感、精神活动、宗教信仰、社会需求，共17个条目。目前该工具暂无中文版。

**（五）精神需求工具**

该工具由美国学者编制，通过结构式访谈获得信息，用于了解临终患者的精神需求，包含4个维度：信念和信仰及个人生命意义的存在、精神对于生活的重要性及自我信仰对于日常生活中所作决定的影响、个体自我精神区域、满足精神需求的一些措施。在所有的结构式访谈评估工具中，该工具是唯一一个效度得到验证的工具，目前已被翻译成荷兰语、法语等多国版本。尚无中文版本。

**（六）华人长者精神量表与中国内地老年人精神评估指标**

中国学者在探究香港与上海老人对精神的理解和其影响因素的基础上，开发出适合中国文化的华人长者精神量表。在华人长者精神量表的基础上又发展出中国内地老年人精神评估指标，该量表包括5个维度，分别是生命的意义、自我、家人、朋友及身边人、环境。该量表在我国开发，检验人群为我国老年人，因此对我国老年人有更强的文化适应性。

以上精神评估量表多为西方学者编制，体现西方社会价值及文化理念。个别工具有汉化版本，但尚未得到广泛的推广与应用。近年我国安宁疗护事业迅速发展，我国安宁疗护学者意识到本土化的安宁疗护患者精神照护需求评估工具的必要性和急迫性，更多的评估工具正在研制中。

# 第三节　精 神 照 护

精神照护是老年安宁疗护实践中不可或缺的部分，身体的照护、心理的照护与精神的照护相辅相成 。

## 一、精神照护的概念

精神照护也称精神关怀、心灵关怀等。精神照护是医护人员和社会工作者根据患者的精神需要和精神困扰，通过陪伴、倾听、共情以及专业的治疗满足其精神需要，缓解患者精神痛苦，指引患者认识生命的意义，探寻内在的力量，以达到患者身体—心理—社会—精神的整体和谐和舒适安宁，进而改善其生命质量与生命状态的一种照护。精神照护是一个多维的概念，随着安宁疗护事业的价值的肯定，近年来国内外研究迅速增长，不断赋予其新的内涵。

## 二、精神照护的意义

每个人都有精神需求，老人在临终阶段的精神需求则更为明显。每一个即将死去的人，倘若视听与理解的能力尚存，在面对死亡时都会面临两个重要的问题：价值与意义。比如我活到现在的价值是什么？有没有什么事对我来说是最有价值的？在我死后能留下什么价值？我活到现在的意义有哪些？我所遭受的痛苦有任何意义吗？生命即将结束时患者存在着多维的精神痛苦。

安宁疗护的创始人西西里•桑德斯博士（Cecily Sunders）强调精神照护在临终照护中的重要性。我国视优逝为传统意义上的善终，即临终者在生命的最后阶段能够生活得安详，平静地走完人生旅途。而专业化的精神照护，可促进患者优逝的期望并符合患者本身的意愿，从而达到患者身体和思想平静、内心安宁的精神体验，进而提高临终患者的生活质量和死亡质量。

## 三、精神照护的方法

### （一）老年安宁疗护患者精神照护的基本技能

在老年安宁疗护实践中，精神照护的基本要素包括：重视亲情陪伴，引导老年临终患者表达亲情间的精神需求；在医护和亲人的帮助下沟通、解决精神困惑，舒缓患者内心的矛盾冲突；不能完成的心愿通过倾听、陪伴、接纳与患者共同成长。

1. 陪伴

陪伴是一种关怀措施。陪伴也是一种人际互动的过程，在这个过程中患者与护理人员彼此相互交换主体经验并体会其意义，达到互为主体且共在，最终双方都感受到心灵的成长。陪伴的两个要素是互为主体和共在。这两个要素也是判断是否实践真正的陪伴参照。当患者处于生命的最后时刻，当患者进入到与护理人员不同的存在模式，护理人员依然能够在已有的经验层面上和患者有深入的交流，这就是真正的陪伴。护理人员实施陪伴时应注意以下两个方面。

（1）首先要调节自身，呈现自然轻松的状态。倘若护理人员自身紧张、拘束、不自然，势必会将情绪传递给患者。

（2）建立信任的关系及和谐的模式。在实施陪伴过程中，护理人员首先要以诚恳、耐心的态度取得患者信任，建立良好的沟通模式和信任的护患关系。

2. 倾听

倾听是一种沟通方式，也是一种心理精神支持的方法。倾听就是听患者诉说，包括他们的问题、感受和需要等。希波克拉底说："倾听病人，然后病人会告诉你他们出了什么问题。"通过倾听，护理人员可以了解患者的精神需求和精神困扰。存在精神困扰的临终患者也期盼有人听到自己的心声。倾听可以起到以下作用：使患者能够自由自在地倾诉内心的烦恼或痛苦，使患者产生一种满足感、被信任感；使患者被压抑的情感得以表达和疏导；使倾听者能深入了解患者的心理活动、问题和需要；促进护患间的治疗性关系的发展。护理人员实践倾听时需注意以下三个方面。

（1）进入对方的个人感知世界，并在其中达到充分忘我的境地。它需要时时刻刻对他（她）的恐惧、愤怒、柔弱、困惑或者他（她）体验到的一切保持敏感。它意味着暂时生活于他人的生命之中，非常有信心的巡视这个世界，而不给出任何判断。

（2）能够区分患者倾诉的内容是经验还是想法，是情感还是行为。

（3）倾听时不要三心二意，不要好为人师，不要将自己的经历与患者的进行对比。

3. 共情

共情也称为同理心，共情又译作同感、神入、投情等。共情是一种艺术、态度、能力，也是一种沟通技巧。共情要求护理人员设身处地体验患者的处境，从而达到感受和理解患者情感，并站在患者的角度思考问题和处理问题。护理人员对临终患者实践共情首先要尽可能地理解患者的价值观、生活方式、态度和情感，这不是容易的事情。再者护理人员对临终患者实践共情要学会表达共情。 要让临终患者认识到和体会到护士理解了自己的处境、思想和情感。护理人员实践共情时需注意：不要装作理解患者的感受和体会，要真诚地表达关爱和尊重。

4. 无条件地积极关注

无条件积极关注指以不评价的态度来对待人、不依据人的行为举止来判断一个人，无条件地接纳一个人。无条件尊重作为一个人的权利和独立性，珍视人的价值，展现出人本色彩。护理人员对临终患者实践无条件积极关注要注意：既接纳患者积极、光明、正确的一面，也接纳患者消极、灰暗、错误的一面；既接纳与自己相同的一面，也接纳与自己完全不同的一面；既接纳自己喜欢、赞同的一面，也接纳自己厌恶、反对的一面；既接纳患者的价值观、生活方式，也接纳患者的认知、行为、情绪、个性等。护士向患者传递的无条件积极关注，不带有权威面具，没有“我帮助你”的居高临下的疏远态度，而是平等地关怀患者。在无条件积极关注的原则指导下，护士坦诚的态度和对患者的信任，都可能使患者感受到自身的价值。护士在患者的立场上思考并给予情感回馈，真正切入患者的内心，就能使患者体会到一种感人至深的真情。通过无条件积极关注，可使患者与护士的情感联系加强，护患关系不断改善。

5. 帮助患者寻求生命有限时光的意义

能平静地面对死亡的一个关键因素是发现其中的意义。在生命的最后时光，患者会企图从中发现生命的意义，让受苦值得。不同的患者理解生命的意义是不同的：有的患者认为家庭很重要，能够参加家庭活动即很有意义；而有些患者生活的意义是他 / 她能为身边的重要他人作出贡献；还有一些患者希望在临死前能把以前的错误进行修正。不管是什么，重要的是当患者发现、探讨、重新定义，或者改变他们的生命意义时都能得到护理人员的支持和接纳。

**（二）老年安宁疗护患者精神照护的专业治疗**

1. 生命回顾疗法

生命回顾是一种自然而然的普遍精神过程，其特征是逐渐恢复过去经验的意识，特别是未解决的冲突的复苏。生命回顾的精神治疗功能基于一个信念，即这些复苏的经验和冲突可以被调取和重新整合。

生命回顾疗法通过干预者的结构式引导，对老人一生的经历进行回顾、评价及总结，发现人生中未被解决的矛盾并加以剖析和重整，唤起对过往美好情景的回忆，并与人生中遗憾的过去达成和解，从而改善心态，发现新的生命意义。然后，以患者的自传性描述内容作为素材，根据患者喜好，选择性地记录患者的主要人生事件及感悟，并附上与文字相对应的照片或图片形成生命回顾手册的过程。

对患者而言，生命回顾可以给予精神和物质的双重收获。精神方面，通过回顾人生经历，重新剖析和整理过去的矛盾和冲突，重新认识自己，使自己达到身、心的和谐。生命回顾的过程是一个陪伴与疗愈的过程，在这个过程中，对患者一生骄傲的事情加以肯定，遗憾的事情加以重构，帮助患者发现生命的意义，重温美好时光，珍惜生命中所出现的一切，即使死亡不可避免，也能坦然面对，有尊严地活到生命的最后一刻，达到善终。物质方面，帮助患者整理人生回忆录和老照片，加以修饰和装订后形成生命回顾手册，作为留给子女的一份精神遗产。

2. 意义疗法

意义疗法是基于弗兰克（Frankle）意义治疗理论。弗兰克意义治疗遵循意志自由、意义意志和生命意义三个重要前提。意志自由指意义是人的基本需要，人是一种追求意义的存在，而且意义是在关系中产生；意义意志指每个人都有开发自身潜能及自我实现的愿望，以及人的精神层面可以超越限制，选择各种态度和立场。生命意义则指人的生活有永恒的意义。精神性是人的本质属性之一，正是人的精神性使个体不管身处何种情境，仍然可以自行赋予生活意义和自我价值。这三个概念相互联系、相互支持与解释，构成意义疗法的哲学基础。基于弗兰克的意义治疗，许多学者将意义疗法引入临终患者的精神照护中。

美国斯隆凯特琳癌症中心的Breitbart团队以意义为中心的治疗方案旨在帮助晚期癌症患者维持或增强生命的意义、安宁和目的感，即使他们即将走向生命的尽头。该干预方案持续8周，每周一次1.5小时的会议，它采用了团体教学、讨论和经验练习的混合方法，每周讲授一个与意义和晚期癌症相关的特定主题包括：意义的概念及来源；癌症及其意义；生命的意义及历史背景；生活中的故事讲述；生命的局限性和有限性；责任、创造力、行为；经验、自然、艺术、幽默；终止、告别、对未来的希望。

加拿大学者Lee等设计了一种针对癌症患者的个体化的意义构建干预方案。包括1～4个干预课程，每个30～90分钟，次数和每次干预的时长可以根据患者的心理和身体能力进行个体化设置，干预地点可以选择患者家中或医院，该方案包括三个主要任务：回顾癌症诊断的影响和意义；探索过去重要的生活事件和成功的应对方式，正如目前的癌症经验；讨论生命的优先级和生命目标的改变，使一个人的生命有意义，同时考虑癌症相关的限制。

意义疗法在临终患者精神照护中的价值已经被诸多研究证实。通过实施意义疗法，患者临终阶段的生命意义感增强、改善了对死亡的恐惧和错误认识、减轻了心理痛苦和压力、达到内心世界的平静，从而提高了生活质量和死亡质量。

意义疗法的基本理论与中华文化的儒家、道家和佛家的诸多思想有许多相近的观点。目前国内已有学者将西方意义疗法引入到我国临终患者的精神照护中，其效果得到了证实。但是与西方文化有所不同，中华文化有自己对生命意义不同的诠释，安宁疗护的精神照护须运用切合中华文化的意义疗法。

3. 宗教治疗

宗教治疗即通过宗教元素如教友的接纳和支持、祷告、忏悔来消减罪恶感，获得身体—心理—社会—精神的和谐状态。如前所述，宗教是精神的一个部分。而我国是一个多元文化和多民族的国家，一部分的患者可能有宗教信仰，可以通过宗教元素为患者实践精神照护。

我国对于临终患者的宗教关怀一直存在，并且有法可依。2012 年《关于鼓励和规范宗教界从事公益慈善活动的意见》的出台，肯定了宗教界从事公益慈善活动的积极意义。但是，在我国，不同地域、不同民族之间，宗教信仰和习俗的差异性非常大。即便是同一宗教，在不同地区和不同教派之间都有一定差异。因此，要充分认识到宗教治疗对不同人的差异性，在安宁疗护中应用宗教治疗必须坚持“因人制宜”的原则，在充分了解临终者文化修养、宗教信仰等基本情况的基础上，根据临终者个人意愿选择适当的宗教治疗方式。

鉴于宗教的特殊性、复杂性，对临终患者实施宗教治疗要谨慎，必须具备一定的条件、符合各级各类机构的管理制度。实施宗教治疗的方式应简单实用，主要应以心理疏导和精神照护为主，不能搞复杂的宗教仪式，避免给患者及其家属增加额外的经济负担。

## 四、精神的自我觉醒

护理人员在学习和实践精神照护时，需要了解自己的精神认知和特征，回答并思考以下两个问题是非常重要的：精神对你来说意味着什么？你是如何看待生命、健康、疾病、临终和死亡的？只有当实施者对于自身的精神有了深刻领悟，才能够理解患者的精神。与此同时，患者可能通常不会使用“精神”或者“灵性”这些词，因此，认真倾听患者的词汇是非常重要的，由他们来告诉安宁疗护的从业人员自己的精神需求和困扰是什么。提供精神照护时，重要的不是去猜想患者的精神痛苦，更不允许把自己的信仰强加给患者，而是积极地倾听、接纳患者的精神的独特性。

精神照护根植在老年安宁疗护的实践中，是老年安宁疗护的核心之一。老年临终患者的精神不是区分于其他因素独立存在，而是与身、心、社相互融合的交互关系，因此在护理中我们应该牢固树立全人照护理念，给予老年临终患者整体护理，以达到身体—心理—社会—精神的和谐。精神照护是艺术，也是科学。护理人员在安宁疗护中实践精神照护需要知道做什么，也要掌握怎么做，做到“知行合一”，最终提高老年临终患者的生命质量和死亡质量。

（郑瑞双　马丽莉）

# 第九章 社 会 支 持

## 学习目标

1. 解释社会支持、社会支持网络的概念。

2. 了解社会支持分类、影响社会支持的因素、社会支持的理论模型。

3. 阐述老年安宁疗护人群的社会支持需求。

4. 分析老年安宁疗护社会支持体系现状、构建老年安宁疗护社会支持体系的现实意义。

5. 掌握老年安宁疗护社会支持的基本方法。

6. 发挥社会力量在老年安宁疗护服务中的作用，为构建中国特色健康老龄化与完善老年健康服务体系贡献专业智慧。

## 导入案例与思考

王大爷，肠癌晚期，长期受病痛折磨的他身体瘦弱，双腿细而无力，不能起床走动，只能依靠每日的流食维持基本的体能运转。一入户社区医务人员就闻到了一股难闻的气味，患者身上插了管子——输液管、尿管、引流管，躯体无法活动。看到患者佝偻着躺在床上，无人陪伴。外甥是患者唯一的亲人，平常工作繁忙，来看望患者的次数少之又少。当患者听说社区医务人员要来陪他，略显黯淡的眼睛里一瞬间有了光亮。

（1）从社会支持角度回答，患者出现了哪些问题？

（2）结合案例，阐述社会支持概念及影响社会支持的因素？

（3）作为护理人员，如何为案例中的患者提供社会支持？

社会支持包括人际关系互动、社会信息传递、社会资源交换、社会角色行为、社会福利等内容，对提高患者及家属生活质量具有积极促进作用。老年安宁疗护的服务对象为老年临终患者及家属。由于终末期老年患者身体功能、心理状态、经济情况、社会资源整合、照护等方面存在诸多问题，这类人群的社会支持需求更强烈。因此，为该群体建立有效的社会支持显得尤为迫切与重要。

# 第一节　概　　述

## 一、社会支持定义

### （一）社会支持

社会学家林南综合了众多学者的讨论，对社会支持给出了一个综合定义，即“社会支持是由社区、社会网络和亲密伙伴所提供的感知的和实际的工具性和表达性支持”。工具性支持是指引导、协助，以及有形的支持与解决问题的行动。表达性支持是指情绪支持、心理支持、自尊支持、情感及认可等。

### （二）社会支持网络

社会支持网络是指由个人接触所形成的关系网络，透过这些关系网，个人得以维持其认同，并获得情绪支持、物质援助、服务讯息、新的社会接触等。

老年人的社会支持网络，主要包括政府和非政府组织。在我国社会中，政府为老年人提供社会支持，比如公共医疗场所和养老机构，基本医疗保险和新型农村合作医疗付费体制等。但这些主要是在场所、经济方面提供的支持，情感支持和精神慰藉等方面需要大量非政府组织参与提供，如志愿者、社会工作者、社会服务团体、宗教组织等，是社会支持网络的有益补充。

## 二、社会支持分类

### （一）按照支持的主体分类

社会支持按照支持的主体分为4类：由政府和正式组织（非政府组织）主导的正式支持，以社区为主导的准正式支持，由个人网络提供的网络社会支持，由社会工作专业人士和组织提供的专业技术性支持。这4类支持互有交叉，但在更多层面相互补充，已经初步形成了政府主导、多元并举的社会支持系统框架。正式社会支持具体来源包括各级相关政府部门、非政府正式组织；准社会支持具体来源包括社团、社区服务机构、癌症患者自助团体、志愿者等；个人网络具体来源包括亲属（父母、配偶、同胞、子女等）、朋友、邻居、领导、同事；专业技术人员具体来源包括医护人员、医务社工、营养师、心理咨询师等。

### （二）按提供资源的性质分类

根据社会支持所提供资源的性质可将社会支持分成四类：一是情感支持，指个体被他人尊重和接纳，或者说个体身处困境时获得的情感上的安慰和帮助，又称尊重性支持、表现性支持、自尊支持；二是信息支持，即有助于他人解决问题的建议或指导，又称建议支持或评价支持；三是物质支持，指提供财力帮助、物资资源或所需要帮助等，或者通过直接提供解决问题的工具，又称工具性支持、物资支持或实物的支持；四是陪伴支持，指陪伴他人共度时光，一起进行消遣或娱乐活动，或者为个体提供放松或娱乐的时间来帮助减轻压力，又称娱乐性支持。

### （三）按支持来源的不同分类

分为正式支持和非正式支持，正式支持指制度性的支持，如国家、社区和社会组织提供的支持；非正式支持指由于血缘、地缘等关系，由家庭成员、邻里朋友等提供的支持。不同的支持来源提供的支持类型不同。

### （四）按主体感受分类

从接受支持者对支持的感受来分，社会支持可分为两类：一类是主观的、体验到的情感上的支持，指的是个人在社会中受尊重、被支持、被理解的情感和满意程度，与个体主观感受密切相关；另一类为客观的、实际的支持，包括物质上的直接援助和社会网络、团体关系等，是人们赖以满足其社会、生理和心理需求的家庭、朋友和社会机构的汇总，是个体可以随时感受或可利用的客观存在的现实。

## 三、影响社会支持的因素

良好的社会支持，可以帮助老年人缓解压力，应对危机，有益于身体健康和个体幸福。缺乏社会支持可能导致老年人无法顺利应对危机，导致身心疾病、生活困难。并不是每位老年人都可以获得社会支持并有效利用社会支持。影响老年人个体获得和利用社会支持的因素主要包括以下几个方面。

### （一）发展因素

人生不同发展阶段所获得社会支持的来源和获得支持的内容不同。从发展的观点来看，个人对关系的看法是内在特质和环境相互作用的结果，过去经验不断影响现在的生活。

### （二）环境因素

个人的出生环境、家庭环境、社区环境都会影响老年人获得社会支持的数量和质量。环境越积极多样化，老年人所获得的社会支持越多。在开放的环境中，老年人容易建立社会支持网络，也更倾向于建立和利用社会支持。而在封闭的环境中，老年人对社会支持的利用低。

### （三）个人因素

老年人的生理功能、心理状态、人格特质，甚至外貌的不同也影响其所获得的社会支持。一般来说，低自尊对建立关系是不利的因素，而高自尊可以获得较高的社会支持。社会化高的老年人倾向于利用更多的社会资源来满足自己的要求，重视建立广泛的社会支持网络。而自主性高的老年人倾向于自己解决生活和工作等问题，利用社会支持的主观意愿不高。

## 四、社会支持的理论模式

目前针对社会支持主要存在着 3 种理论模式，即主效应模式、缓冲器模式和动态效应模式。

### （一）主效应模式

社会支持对个体身心健康具有普遍的增益作用。它既可以维持平时个体良好的情绪体验和身心状况，还可以在心理应激的情况下发挥作用。究其原因，是因为个体所拥有的社会网络能为其提供积极的情感体验、归属感、安全感，提升自我价值的认知。同时，个体更易于获得必要的帮助，以避免一些负性生活事件，如经济问题、法律纠纷等。这些负性生活经历往往会增加心理障碍或身体疾病的可能性。

在这个模式中，社会支持和身体健康之间也有关系。社会支持所具有的情感性支持能够有效调节个体的神经内分泌系统或免疫系统的功能，从而保持个体身体健康。而且，社会支持能够有效调节个体的行为方式，避免产生不良的行为方式，如吸烟、酗酒、药物滥用、不愿就医等；并形成较多的健康行为，如合群、主动寻求帮助、努力应对困境等。

### （二）缓冲器模式

这种模式认为社会支持仅在应激条件下与身心健康发生联系，它能够缓冲压力事件对身心状况的消极影响，保持个体的身心健康。也就是说，如果没有明显的压力存在，社会支持并不会有太大效果。该模式认为，作为缓冲器的社会支持，常常是通过人的内部认知系统（包括心理应激强度、应激的耐受力、个体心理特征、意识倾向性和自我观念等）发挥作用的。

### （三）动态效应模式

这种模式认为社会支持和压力或应激同时作为自变量，通过直接或间接的作用对身心健康水平起作用。压力或应激与社会支持的关系是相互影响和相互作用的，这种关系还会随着时间的改变而发生变化。这种动态模式在索茨（Thoits）等的研究中得到了较好的证明。索茨认为社会支持、应激、健康或心理困扰等建构在概念、方法学与实证上应为复合性关系。理由：第一，社会支持与健康、幸福感是相互影响的；第二，社会支持的丧失本身就是应激事件，许多生活应激事件包括社会支持的丧失，如婚姻破裂、丧失亲人、搬迁等。

总之，人既有生物属性又有社会属性，任何人都不能离开他人而单独存在。在社会生活中，人们的很多问题都源于社会支持的缺乏。社会支持可以促进个人成长、提升身心健康、舒缓压力，有效地度过危机。

## 第二节　社会支持评估与需求

### 一、评估方法

#### （一）自我报告法

即由老年人回顾以往向哪些人寻求支持，从哪些人那里获得了支持，这种支持的程度有多大。这种自我报告的方法是基于老年人个人的回忆，所以老年人可能会因为回忆或认知方面的差错而导致判断错误。

#### （二）结构化问卷

即根据一些事先编写好的问题，让老年人回忆某一阶段中获得社会支持的情况。注意问卷的条目不宜过多，内容应易于老年人理解。

#### （三）结构化访谈

这样的测量方法收集的数据比较的可靠、真实，但也增加了处理的难度。注意向老年人提问时说话语速稍微慢一点，声音大一些，吐字要清楚。

### 二、评估工具

社会支持主要有以下 4 种测量工具。

1. Sarason（1981）的社会支持问卷（social support questionnaire, SSQ）

该问卷有 37 个项目，分两个维度：社会支持的数量，即在老年临终患者需要的时候能够依靠别人的程度，主要涉及老年临终患者客观支持、老年临终患者对所获得支持的满意度，评定的是老年临终患者对支持的主观体验。

2. Henderson（1981）的社会交往调查表（interview schedule social interaction, ISSI）

该量表将支持分为可利用度和自我感觉到的社会关系的合适程度两个维度。

3. 社会支持评定量表

由中南大学湘雅医学院的肖水源编制，该量表有 10 个项目，分 3 个维度：客观支持、主观支持和对社会支持的利用度。这是目前国内常用的社会支持评定量表，可利用此表格测量老年临终患者。

4. Furman 等的社会关系网络问卷

该问卷包括 8 个维度，其中工具性支持、情感支持、陪伴娱乐性支持、亲密感、价值增进 5 个维度用来考察老年临终患者的个体对重要他人（包括父母、最好的同性朋友、异性朋友、教师和亲戚）所提供的社会支持的主观感觉，对关系的满意度以及冲突与惩罚 3 个维度用来全面了解老年临终患者个体与重要他人的关系。

## 三、老年安宁疗护人群的社会支持需求

经历疾病和死亡的过程非常复杂，终末期老年人需求涵盖的范围非常广泛。护理人员在服务时不应只聚焦在疾病和症状控制上，全面评估老年安宁疗护群体的社会需求并给予相应的支持也很重要。

### （一）信息支持的需求

老年安宁疗护群体获取信息的渠道相对单一，需要大量与疾病相关的信息支持，以帮助其增进对疾病、死亡的理解，减轻病情控制中的一些不良反应。在病情方面，因肿瘤或其他疾病自身的浸润、转移、压迫及其他原因导致服务对象出现身体上的疼痛，或出现恶心、呕吐、乏力等不同程度的躯体症状。对老年人而言，这是机体面临刺激的信号，也是影响生活质量的重要因素，因此该群体迫切需要可咨询系统及支持团体，告知老年人可能发生的症状、如何自我监测、如何应对，同时提供关于日常饮食、居家照护、医保报销相关政策制度、家属互助组织、政府救助机构、民间救助组织、心理调适方法等相关信息，帮助老年安宁疗护群体维持机体平衡状态。

### （二）情感性支持的需求

以往研究表明，老年安宁疗护群体中的焦虑、抑郁等情绪问题最为明显。处于生命末期的老年人，往往会产生恐惧、紧张、悲观、绝望等负面的心理情绪，而人的心理状态与全身生理活动有密切的联系，长期的负面心理情绪可使机体的“免疫监视”作用减弱。特别是部分服务对象处于“空巢”状态，缺乏有效的精神支持和宣泄途径，只能选择独自承受，需要各方力量的关注和介入。

### （三）社会整合与网络支持的需求

疾病是一个家庭事件，部分疾病的诊断和治疗往往会剥夺患者重要的家庭与社会角色，因患病而导致与家人及社会的疏远等问题，因此对老年安宁疗护患者的社会支持不能摆脱家庭、朋辈群体及社会环境等相关因素。如何平衡家庭角色与功能，提高家庭做决定的能力、增强家庭照顾责任是构建老年人支持网络的首要任务。然而，随着近年来我国社会的老龄化和高龄化趋势不断攀升，家庭在养老照护中的功能逐渐趋于弱化，除家庭外，老年安宁疗护群体需要通过社会机构和更为广泛的社会网络获得照顾。但就目前而言，我国在安宁疗护机构的设置、服务、审核等方面暂无明确标准，安宁疗护服务保障与社会医疗、养老保险制度缺乏衔接措施，限制了该项服务的发展。

### （四）满足自尊的需求

受生理机制影响，多数接受安宁疗护的老年人社会交往受限，面对死亡的悲伤、沮丧情绪而消极处事，认为生活无目标、无意义，对自我、生活和生命产生消极否认态度，进而产生厌世想法。在这过程中，老年人需要在专业人员及家庭成员的帮助下，聚焦人生中的重大正向与负性事件，从以往的生活经验出发，重新建构老年人对人生历程的看法，重整生活秩序，发现或重新诠释生命意义，释放冲突与不满，最终达到坦然面对死亡的目的。

### （五）经济支持的需求

老年安宁疗护患者的物质性支持除了家庭以及亲属、朋辈群体以外，主要是来自政府、单位、社区等方面的医疗保险支持，但目前多数地区安宁疗护服务尚未纳入医疗保险范畴，物质性支持力量主要集中在家庭内部，因疾病导致的经济问题使很多家庭因病致贫、因病返贫。许多家庭也缺乏帮助老年群体拓展社会支持系统的能力，无法有效地链接资源，在申请低保、大病救助或获得公益慈善组织的经济援助方面缺乏支持。

# 第三节　社会支持需求和对策

## 一、老年安宁疗护社会支持现状

### （一）政策体系和监督机制不完善

虽然国家卫生和计划生育委员会颁布了《安宁疗护中心基本标准和管理规范（试行）》，其中对床位数量、科室设置和人员管理做出了统一规定，但有相当一部分的安宁医院不能满足患者需求。各省市因老龄化严重程度不同、风俗理念不同，对安宁医院的实际需要存在差异。在现行的政策文件中，各地实际情况没有得到充分考量，存在“一刀切”状况，如规定床位总数为50张以上，不符合老龄化程度较低或人口数量较少地区的实际需要。政策制定脱离各地区实际需要，安宁医院得到的正式支持度不足，存在“难实践，难运营”等困境。

在《安宁疗护中心基本标准和管理规范》中，除规定卫健委要对安宁医院定期进行检查外，无其他监督机制。存在民众投诉无门的情况。缺乏完善的监督机制作为支持，安宁医院存在的问题不能得到及时纠正，如收费不统一、准入标准不统一、从业人员素质良莠不齐等。长此以往，形成恶性循环，民众信任度下降，安宁医院的社会支持度会进一步降低。

### （二）财政支持度不足

安宁医院面临支出多和收入低的两难局面。一方面，作为具有公益性质的非营利机构，安宁医院不能短时间内提高收费标准，给老年患者造成过度的经济压力，并且有部分老年临终患者在前期的治疗中，已经投入了全部的积蓄，没有能力再承担安宁疗护费用；另一方面，安宁疗护对环境、设备和从业人员都提出了较高的要求，故很难降低其支出。而财政部门支持度不足，导致医院处于经济窘境，无法进一步发展。

### （三）社区主导的支持力度不足

相比于三甲医院的安宁疗护病房，依托于社区的安宁医院缺乏硬件设施，加之从业人员素质较低，处于劣势地位。部分安宁医院仅接受肿瘤晚期患者，而现代医学难以治愈的疾病还有很多种，缺乏社区的支持，安宁医院的被认可度和服务质量均较低。

### （四）专业技术性支持度不足

目前，我国安宁医院的软实力和硬实力均不足。一方面，我国对于安宁疗护人才选拔没有统一的等级性考试或选拔性考试，从业人员的专业能力没有得到统一考核；另一方面，部分安宁医院缺乏足够的技术和设备支持。相比于传统的安宁疗护，由于缺乏足够的专业技术性支持，安宁医院难以充分体现其先进性。

### （五）个人网络提供的支持度不足

中国传统文化对死亡呈回避态度，一部分老年临终患者认为终老于家中，是落叶归根；终老于安宁医院，是孤独寂寞。尤其是广大农村和平均受教育年限低地区的老年临终患者十分排斥安宁医院，固定思维很难改变。基于此，部分老龄化严重地区，安宁医院的入住率并不高。

## 二、构建老年安宁疗护社会支持体系的现实意义

### （一）维护个体生命尊严

基于中国老年人口健康状况调查数据（chinese longitudinal healthy longrity survey, CLHLS）中的死亡人口跟踪调查数据研究资料显示，“中国老人临终时面临较高的照顾成本，但死亡质量有待提高，中国高达 27.54% 的老人死亡时痛苦或比较痛苦”。而安宁疗护侧重于减少痛苦，减少不必要的创伤性抢救以减轻患者身体疼痛，顺从患者内心意愿并维护个体生命尊严。于老年患者个人而言，在疾病进程无可逆转，现代医学回天乏力的情况下，体面地度过余生是其最大心愿，而安宁疗护可以满足老年患者个人心愿。

### （二）缓解社会养老压力

中国整体呈现“未富先老”趋势，长期住院治疗给家庭和社会带来了沉重负担。部分老年临终患者选择居家疗护，患者家属兼顾工作与照顾患者，难免分身乏术；部分老

年临终患者选择住院疗护，高昂的医疗投入加重了家庭和社会的养老压力。构建老年安宁疗护社会支持体系：一方面，可解放青年劳动力，使其有更多时间专注于工作，创造更多的社会价值；另一方面，可降低高昂的医疗费用，随之降低社会养老的经济投入，社会养老压力得到缓解。

### （三）促进医疗事业发展

老年安宁疗护社会支持体系的构建，平衡了患者需求与现代医学的限制性：老年患者家属可以更理性地接受“现代医学仍然对很多疾病束手无策”的客观事实，医者的人道主义精神得以升华，更能了解患者心中所想，减少不理智的医患纠纷。老年患者的认知慢慢改变，可以接受从大型三甲医院转诊到更适合的地方医院、社区医院等，为“双向转诊”等医疗趋势提供了可行性的实践探究，从而促进医疗卫生事业的发展。

## 三、老年安宁疗护社会支持的基本方法

### （一）强化相关宣传，提升社会认知

对于处于生命末期的老年群体而言，是过度医疗维持生命体征，还是理性治疗、实施安宁疗护，是一个医学界乃至全社会共同关注的问题。社会学研究表明，中国社会与西方社会在价值观方面的最大差异主要体现在家庭观念方面，受中国社会传统观念及文化影响，在老年患者生命末期，仅有少数家属选择安宁疗护，多数家庭不愿意放弃治疗，而过度医疗的直接后果就是严重影响了老年人的生存质量。同时，多数人群忌讳探讨与死亡相关的话题。在临床治疗中，常出现老年患者家属主动要求医护人员为其隐瞒病情的情况。以至于很多老人对病情一知半解，许多心愿未能达成，直至抱憾离世。因此，我们需要了解医护人员、社会大众、癌症患者及家属等不同人群对临终关怀与死亡的态度及影响因素，为制定科学的医疗服务措施寻求理论依据，面向肿瘤科、老年病科、重症医学科等接触末期患者较多的医务人员，以及社会公众进行安宁疗护多渠道宣传与社会引导，开展死亡教育、进行知识普及，推行生前预嘱，提高民众对死亡规律、价值和生命质量的认识，为老年群体安宁疗护工作开展奠定良好基础。

### （二）建立专业队伍，强化服务供给

伴随着我国老龄化进程的加速，安宁疗护作为一项客观存在的民生需求不断增加，但目前能够享受到安宁疗护服务的临终患者尚不足 1%。造成这一现状不仅是因为社会公众的认知，更重要的是服务与供给严重不匹配，安宁疗护服务的专业人才深度匮乏。因此，应重视专业人员团队培养，打造由医生、护士、社会工作者、营养师、心理咨询师等组成的多学科合作团队，以满足社会需求，为老年群体提供更为专业、多元化的支持。同时，需加快安宁疗护学科建设，建立健全安宁疗护学科体系。一方面，编写培训大纲

及教材，开展安宁疗护相关专业技术人员的培训工作，提高其综合素质、专业能力与服务水平。另一方面，尝试把安宁疗护专业人才培养在医学和社会工作等专业中进行高位嫁接，并逐步建立国家安宁疗护从业人员职称序列。依托社区卫生服务中心，对有护理照料需求的家庭开展相关培训，完善老年安宁疗护群体的社会支持体系。

**（三）调整医保政策，规范相关服务**

为给老年群体提供更为有力的外部支持，建议尽快将安宁疗护服务纳入基本医疗保障病种付费改革范畴，研究制定基层医疗机构开展安宁疗护所需的药品种类、医疗技术、护理服务等报销目录等。由于医保报销问题，许多老年人不得不住院治疗，导致医保成本和患者经济负担明显增加，但收效甚微。将安宁疗护服务纳入医保，且大部分费用由医保支付，可减少对有限医疗资源的过度利用，减少医保基金支出。同时，将有资质的民营医疗机构纳入医保定点机构，建立安宁疗护服务分级评定制度，根据服务对象个体需求提供相关服务。

**（四）加强社会动员，整合多方资源**

开展老年群体的安宁疗护服务，应加强社会动员，整合多方资源。要建立以居家为主，立足社区，依托机构的服务模式。建立一支由社区医疗卫生机构、医院、社会组织、志愿者等构成的安宁疗护的社会服务队伍，为老年群体提供主动上门服务。其中，应重视打造一支高效、稳定、专业的志愿服务团队，使公众参与到安宁疗护中去。将城市社区卫生服务中心作为提供安宁疗护服务的主要场所，鼓励一、二级医疗机构和养老服务机构以及民营医疗机构等提供安宁疗护服务，进一步延伸其功能，从人员配备、硬件设施、服务等方面因地制宜建立规范的、功能完备的、符合标准的安宁疗护机构。发起成立安宁疗护专业协会，强化行业专业技术领域培训，建立安宁疗护的临床路径，促进相关行业标准的制定与出台。

**（五）加大政府支持，完善相关机制**

目前财政投入不足以维系安宁疗护机构的生存，一方面建议政府部门加大相关领域投入与支持；另一方面建议在注册、管理和税收等方面出台支持政策，通过发行专门彩票、鼓励企业捐助及个人参与等方式，帮助临终关怀机构运营和发展。同时完善相关法律法规，为安宁疗护医生执业、机构设置、医疗保障、医疗救助等提供法治保障，促进安宁疗护健康发展，保障老年安宁疗护群体的权益。

**（六）健全法律支持体系**

中国以“依法治国”作为基本国策，法律的完善是建立完善的安宁疗护社会支持体系的基石。鼓励各科研机构、高校深入研究，建立安宁疗护的法律支持体系；鼓励相关党政机关、事业部门进行实地调查，增加相关法规的完善度与可行性；鼓励群众合理投诉，在合理监督下更快更好地建成法律支持体系。在实践与理论结合的基础上，建立符合中国国情，均衡各地区发展状况，满足人民群众实际需要的安宁疗护法律支持体系，为安宁医院的发展提供支持。可以邀请法律机构专业人员采取与老年人个别访谈的方式，让他们了解在临终阶段老年人应该享有的基本权利，并针对个体具体情况，为老年人解释疑问，提供需要的法律咨询和有效支持，帮助其解决问题，积极预防法律纠纷，维护安宁疗护老年人的合法权益。

**（七）经济支持**

经济支持是指为接受安宁疗护老年人及其家庭提供财力帮助、物质资源或提供所需服务等。目前接受安宁疗护老年人的经济支持除了家庭、亲属以及朋辈群体以外，主要是来自政府、单位、社区等方面的医疗保险支持。可以为安宁疗护的老年群体提供基金、救助金、生活慰问品，也可以提供医疗或生活设备如轮椅、制氧机等；联系社区志愿者，协助老年人寻求社会经济资源对安宁疗护项目或老年临终患者及其家属的专项资助等。

**（八）寻求社会资源、增进社会功能**

由相关涉老机构针对老年安宁疗护群体，建立不同形式的小组，形成支持性团体，开展不同主题的小组活动，让老年人及其家属感到并不只是自己才经历这样的痛苦，通过组织有相同或相似遭遇的老年人之间开展交流协助他们获得经验分享，有助于减轻他们的孤独感，相互提供支持和帮助使得老年安宁疗护群体建立起相互间的支持网络，更有效地处理涉及老年安宁疗护中的相关问题，群体工作的开展有助于老年人获得集体的支持和鼓励，增进社会功能。

**（九）陪伴和触摸**

日常相处中，多利用身体接触去表达关怀和亲密的感觉，如轻拂面和手、拍拍肩膀等。护理人员可帮助老人按摩。由于老年人的皮肤较干燥，可用些润肤露令按摩的过程更舒适。在按摩的过程中，护理人员通过按摩所传达的爱心远比技巧更重要，老年临终患者不但觉得舒服，更能感受到关爱。而临终者在走过生命最后旅程的道路上难免会感到孤独不安，此时特别需要身边有人陪伴。陪伴者即使不说话，只要静静地待在临终者身边，就能给老年临终者极大的安慰和支持。

（徐萌泽　薛　如）

# 第十章　家 庭 照 护

## 学习目标

1. 阐述家庭照护的目的、意义，掌握家庭照护的方法和内容。

2. 熟悉家庭照护需求的评估方法、掌握家庭照护的需求及对策。

3. 解释哀伤、悲伤、哀伤辅导的基本概念，了解哀伤理论、悲伤的发展过程及分类，掌握哀伤辅导目标、技巧及工作内容。

4. 培养护理人员的职业道德和人文素养，具有严谨求实、慎独修养的工作态度和职业责任感。

## 导入案例与思考

李大爷，70 岁，肝癌晚期，因为肿瘤的长时间消耗，患者出现消瘦、恶病质、低蛋白血症、贫血等。患者向其儿子和医护人员表达了想回家的愿望，经过协商后，大家尊重他的意愿，护士为其办理了出院手续。居家期间，患者因上腹疼痛、腹水进行性加重，无法进食，且开始伴有呕吐，患者的儿子这时感到手足无措，不知如何是好。

（1）结合病例说明家庭照护应具备的技能是什么？

（2）作为护理人员应该如何为其提供帮助？

疾病与家庭有着非常密切的关系，临终事件给家庭造成较大痛苦。同时，家庭是老年患者最重要的情感支持力量。在家庭环境下，为处于生命终末期的老年患者提供缓解症状、舒适护理等服务，帮助解除生理、心理、社会和精神上的痛苦，满足老年临终患者在家中接受照护和离世的愿望，使其能安详地度过人生的最后阶段。可以使其获得最安全、温馨、舒适及经济负担最轻的照护，可实现老年临终患者真正意义上的有尊严地死亡，同时帮助家属减缓失去亲人的痛苦，积极地面对生活，是老年安宁疗护服务的理想形式之一。

# 第一节 概　述

## 一、家庭照护的目的

家庭照护可以帮助家庭更好地发挥情感功能、健康照顾功能以及社会化功能，进而提高老年临终患者的生命质量，帮助其平静、舒适、有尊严地死亡。当老年临终患者辞世后，护理人员为其家属提供哀伤辅导，协助其健康地度过哀伤期，重新适应新的生活。

## 二、家庭照护的意义

### （一）有助于减轻老年临终患者躯体不适症状

老年临终患者常伴有较多的躯体不适症状，并伴随焦虑、恐惧、绝望、抑郁等心理障碍，在安全、熟悉的家庭环境中更容易接受疼痛等不适症状控制、舒适护理、心理疏导等服务。家庭照护将有助于减轻患者躯体不适症状、帮助缓解心理压力、改善患者日常生活自理能力，提高生活质量。

### （二）有助于老年临终患者更好地面对死亡

对于老年临终患者来说，家是自己最热爱和熟悉的环境。在熟悉的环境中，能够维持常态的生活。有了家庭照护服务，亲人们可轮流照顾，邻居友人也方便探视、慰问，减少了患者患病期间的孤独无助、失落感等，使患者获得更多的安慰与力量，带着温暖的亲情和挚爱，平静安详地离开这个世界，得到“善终”。

### （三）有助于老年临终患者与家属的沟通和告别

在家中送别亲人，可以进一步升华患者与家属的关系。以前的误会、隔阂，如果可以在亲人离世之前消除，以及以前没能说出口的爱意与关怀，如果可以及时表达，不仅可以令逝者安心离去，更可令生者放下心结。这种“善别”对于老年临终患者和家属的心理都具有非常重要的意义。

### （四）有助于家属尽快摆脱哀伤

老年临终患者在家中离世的过程，对于家属来说是一场最好的生死教育课程。当亲人离世时，人们总是怀念他对家庭和社会作出的贡献，肯定其人生的价值和意义。活着的人将更加珍惜生命，努力实现生命的价值。另外，家庭照护服务可以为去世者家属提供哀伤辅导，帮助家属减缓失去亲人的痛苦，接受“善生”的观念。

### （五）有助于优化医疗资源配置

通过有效引导家属实施细心周到的家庭照护，既可保持照护的连续性，缓解医院床位紧张状况，又可减少医疗费用支出，这有利于优化医疗资源配置，节约国家卫生费用支出。

### 三、家庭照护的方法和内容

**（一）改善环境，营造亲情氛围**

绝大多数老年患者都希望在家中临终。如有可能，最好把老年临终患者接回家中，让其有一个熟悉、亲切、安静、温馨和舒适的环境。可以让其接受朋友的探视，创造与亲近的人亲密相处的环境。临终环境要温度适宜、空气流通、灯光柔和，可把患者平日喜欢或熟悉的物品拿来，如照片等摆放在其容易看到或触到的位置。

**（二）悉心陪护，加强接触交流**

家人应尽可能多陪护在老年临终患者身边，多交谈美好的、难忘的、值得回忆的事情。在患者弥留之际，家属应与之做最好的告别，仔细聆听其最后的心声，满足其最后的心愿，握手触摸给予安慰，但此时切忌过度悲痛，以免最后时刻刺激患者，增加其痛苦。

**（三）真诚关爱，消除积怨误解**

老年临终患者的心理、行为反应复杂，除忍受躯体痛苦，还要承受精神上巨大的压力。家属在临终陪护过程中，应主动与患者谈美好的事情，表达对他的挚爱和眷念，满足其心理上对亲情的渴望，减少对死亡的恐惧。同时要妥善处理未了心愿和积怨误解，获得精神和心灵上的安宁。

**（四）随顺尽孝，满足临终心愿**

在老年患者临终之际，要指导亲属时刻陪伴与精心照料，对老人尽孝心。鼓励患者的配偶及亲属，通过抚爱、拥抱、轻言细语、拉家常等方式亲密交流，了解并满足老年临终患者的需求和心愿。

**（五）共同决策，尊重自主权利**

对病情了解的老年临终患者，鼓励其参与到治疗和照护的计划中，包括症状的控制、照护的方式、支持方案的选择等，让患者感受到自身权利被尊重，增强自我价值感，提高照护措施实施的效果并获得身心愉悦。

## 第二节　家庭照护需求评估

### 一、家庭照护需求的评估方法

家庭照护需求的研究离不开对家庭照护需求的评估，因研究目的、研究对象的不同，对家庭照护需求的评估方法也有所不同，但目前最为常见的是量表测量法，评估工具见表 10-1。

表 10-1　家庭照护需求评估工具

| 评估工具 | 维度 | 研究对象及适用范围 |
|---|---|---|
| InterRAI 家庭护理评估工具（international resident assessment instrument home care,Inter RAI HC） | 第一部分为评估量表，主要包括基本信息、功能、沟通与视觉、情绪与行为、健康状况、生理功能、自控力、疾病诊断、口腔与营养状况、皮肤状况、社会支持等 21 项。第二部分为临床评估协议（clinical assessment protocols, CAPs），由 27 个问题组成，主要包括 4 个维度，即功能状态、认知和精神健康、社会功能状态、临床健康问题。第三部分为用户指导手册 | 老年人、残疾人 |
| 癌症病人家庭照顾者需求量表（the needs assessment of family caregivers-cancer, NAFC-C） | 心理社会需求、医疗需求、经济需求、日常活动需求 | 不同癌症病人照顾者 |

## 二、家庭照护需求及对策

### （一）信息需求

信息需求是照顾者的重要需求之一。大多数家属都是非医学专业人士，缺乏专业的疾病知识和照护技巧，特别是在居家照顾环境下，面对复杂的症状和患者的痛苦，家属感到手忙脚乱、内疚、自责和缺乏信心。相关研究也表明，与老年临终患者疾病相关的医疗知识、护理方法是主要照顾者迫切所需的信息和帮助。

护理人员作为主要的支持者，应根据照顾者的文化层次、信息需求的不同，选取不同的知识传播方式，以便于他们学习与掌握。正向的信息支持可以帮助家属做出正确的选择，减轻患者不必要的痛苦。例如对于老年癌症晚期患者疼痛的处理，家属担心止痛药成瘾、耐受、药物不良反应等，在治疗疼痛方面存在各种顾虑，使疼痛不能得到有效控制。针对以上情况，护理人员应定期到患者家中提供义务关怀服务，采用面对面交流及发放宣传资料等方式帮助他们解决困难，纠正错误认知，提高其认知水平，进而提高对患者的照顾能力，提高疼痛治疗的遵医行为。

同时，护理人员要指导家属对患者的生活进行照顾，耐心示范相关护理技术，如擦浴、喂饭、服药、翻身、按摩、洗澡及压疮护理等，加强舒适照顾的知识与技巧的传授。既使患者得到心理满足，同时也可以减轻老年临终患者家属在照顾患者时的无助感及焦虑，使家属在生活照顾中获得心理慰藉，降低其失去亲人之后的悲痛。

### （二）心理需求

绝大多数照顾者在老年患者临终阶段心态很复杂，包括自责、愤怒、对未来没有信心、悲观、厌世，受患者病情进展和情绪变化的影响较大。而家属的情绪状态反过来又会影响老年临终患者的心理及其病情，尤其是长期照护的家属会因高度的压力负荷影响照顾患者的积极性。因此，针对家属本身，可采取以下支持措施，来改善其负性心理状态。

1. 陪伴和聆听

最好的关怀方法是陪伴、抚慰和认真地聆听。做家属的好听众，有时比成为一个好的说教者更为重要。护理人员应积极与家属沟通，建立良好的关系，取得家属的信任。与家属会谈时提供安静、私密的环境，耐心聆听。可以紧握着他们的手，用语言和非语言的一些沟通交流技巧给予关心、理解、支持和安慰。

2. 鼓励家属宣泄悲伤情绪

家属从老年临终患者被诊断为无可救治起，直到其去世后的很长一段时间内都饱受蚀心的精神痛苦。心理学家认为，长久压抑悲痛的感情，会导致人们患身心疾病。护理人员应指导家属掌握一些常用的心理疏导方法，如大声哭泣、呼吸方法、放松术、气功、太极拳等；必要时可提供合适的场所，如安静的房间，鼓励他们将内心悲伤的情绪发泄出来；并进行针对性的心理疏导，以帮助其缓解心理压力，排除因悲伤而产生的非理性的、不符合现实的认知和想法，减少对健康的影响。家属自身越容易表达悲伤，在至亲所爱之人过世后，越不容易被击溃。

3. 建立家属支持中心

鼓励家属之间一起表达悲伤，交流情感，互相支持与鼓励，采用积极的应对方式减轻其心理压力，也可利用心理咨询服务组织为家属提供心理支持，提高对悲伤的应对能力，缓解其焦虑、恐惧、抑郁等负性情绪。

**（三）沟通技巧需求**

由于老年临终患者的心理反应错综复杂，在对他们进行心理关怀时，护理人员应教会家属正确运用交流与沟通技巧，尤其应注重非言语的交流技巧。鼓励家属与患者多谈心、多陪伴在身旁，让患者舒适、快乐地度过最后阶段，使患者家属也可以得到心理慰藉。交流技巧需求包括以下几种。

1. 陪伴和触摸

老年临终患者在走过生命最后旅程的道路上难免会感到孤独不安，此时特别需要身边有人陪伴，陪伴者即使不说话，只要静静地待在身边，就能给予极大的安慰和支持。触摸，也是和老年临终患者进行心理交流的最好方式之一。在日常相处中，应多利用身体接触去表达关怀和亲密的感觉，如轻轻地触摸老年临终患者的手，常常会使其感到温暖、舒适和安全，其效果有时不亚于语言。家属还可为患者进行按摩，由于患者的皮肤较干燥，可用些润肤露，令按摩的过程更舒适，在按摩的过程中，传达的爱心远比技巧更重要，患者不但觉得舒服，更能感受到亲人的关爱。

2. 倾听

过多消极情绪的积聚会造成身体的进一步损害，应鼓励老年临终患者把愤怒、恐惧、悲哀、绝望等负性情绪倾诉、表达出来，因为倾诉是一种释放，可使负性情绪得以减轻。述说时，家属应该坐下来，给予足够的时间，让他们充分表达和倾诉内心的感受，这样会使他们感到舒适，即使诉说的内容毫无意义，也要保持耐心、专注地倾听，适时地表达对其感受的认同，让其感到被关心、理解和支持。事实证明，给予倾诉的机会本身就是帮其消除焦虑抑郁的一种好办法。

3. 肯定

有些老年临终患者认为疾病是对自己的一种惩罚，会追悔往事、自责内疚，从而使负性情绪加重。此时，护理人员应告知家属要多肯定临终者积极的方面，对其自认为“有愧”的方面要表现出接纳的态度，让他们体验到自己既往生命的价值感和效能感，使其能够坦然地面对现实和迎接死亡的到来。

4. 运用身体语言

与老年临终患者交流时，照顾者要注意自己的姿态、目光、面部表情等身体语言的运用，交谈时用恰当的声调说话，语速适当，保持善意的目光接触，面带微笑，使临终者感到被尊重、被关心和被接纳，这样才能让其敞开心扉。

5. 告知坏消息

如果老年临终患者没有被告知面临死亡的实情，没能为自己的死亡做好充分的准备，没能对生命中的种种关系做一个郑重的告别，必然会留下终身遗憾。老年临终患者如果发现亲人试图回避他面临死亡的实情，会以为那是因为亲人无法面对这一事实，反而会加重他的情感负担和焦虑。因此，面对老年临终患者，家属有责任引导其认识死亡、坦然面对和接受死亡，让其能够有机会安排好后事。在告知实情的时候，需要根据老年临终患者的心理承受能力，逐步地、有所缓冲地传达相关信息，同时密切注意情绪反应并给予相应的安抚。

**（四）喘息照顾需求**

喘息就是照顾者暂时放下责任，进行休息，这可以帮助照顾者重新焕发精神，有能力更好地承担照顾责任。特别是身心耗竭的照顾者，更需喘息照顾。有效的喘息照顾不仅是提供简单的替代性照护，让家属得到休息，更重要的是护理人员的介入分担了专业医疗决策的压力，提供生前预嘱的方法，以及以患者为中心的共同照顾，能有效地减轻家属的身心压力。

**（五）维持社会交往需求**

长期的照顾工作会让人感到孤独无助，有时家属不知如何寻求支持和帮助。护理人员可以鼓励家属与一位有同理心的朋友、亲属、邻居甚至是社工交谈，即使是通过电话、短信或邮件，也可以在很大程度上帮助家属维持社会交往，保持情绪的健康。

**（六）经济及实质性援助需求**

患者生病后，家属缺乏足够的时间、精力和能力去了解家庭、社区和政府中可以利用的资源，也不知道如何强化现有的社会支持网络。尤其是居家照顾者，缺乏亲友、邻居的帮忙，也可能不懂得如何向社会寻求协助。家属、朋友和社工是很重要的支持来源，可以提供很多实际的协助，如载送患者、购物、生活照顾、情绪和精神上的支持等。对于在经济、物质和照顾上存在困难的家庭，护理人员和社工应协助家属发现和有效利用身边的资源。如可以协助申请低保、医疗补助、大病救助、慈善基金或联络慈善团体和组织志愿者服务。媒体宣传也可以引发社会对于特殊家庭的关注，但是要在患者及家属同意的前提下，尽可能减少私人信息被曝光而引发的不良影响。

**（七）死亡教育需求**

老年临终患者随时可能死亡，家属要有充分的思想准备。护理人员应适时地、循序渐进地进行死亡教育，帮助家属认识到死亡是生命自然运转的过程，是人类作为一个整体存在所必然的事情，使其了解死亡的过程和死亡的准备，让患者走的时候保持尊严，避免过度医疗。在亲人去世后，家属需要尽快适应失去亲人的生活，缩短悲伤过程，顺利度过居丧期，保持身心健康，重建正常的生活秩序。

## 第三节 哀伤辅导

丧亲是人必然会经历的，因丧亲带来的哀伤情绪会让人难以承受。居丧者不仅有心理哀伤，还面临许多社会再适应的问题。护理人员要对居丧者提供帮助，处理好其面临的问题，建立新的生活模式，本着“去者能善终，留者能善别”的宗旨为居丧者提供哀伤辅导。

### 一、基本概念

**（一）概念**

1. 哀伤

哀伤是指任何人在失去所爱和所依恋的对象（主要指亲人）时，所面临的境况，既是一个状态，也是一个过程，其中包括了悲伤和哀悼的反应。表现形式有生理反应和情感、认知反应，也包括因为身心反应而带来的外在社交和行为表现。鲍比（Bowlby，1980）及派克斯（Parkes，1971）把丧亲当作是一种时间的过渡，并分为 4 个时期：麻木僵化期，渴念和搜寻期，解离、忧郁和绝望期，最后进入重组或复原期。

2. 哀伤辅导

哀伤辅导是针对近期丧失亲人的人，协助他们完成哀悼任务的心理辅导。辅导居丧者接受亲人去世的事实，并有效地应对失去，顺利度过悲伤期，最大限度地降低由于严重悲伤反应所带来的负性生理和心理等反应，改善居丧者生活质量，预防可能发生的影响健康的问题。

### （二）哀伤理论

哀伤理论研究长期以来依循“悲伤过程假设理论（grief work hypothesis）”，20 世纪 80 年代后强调“与逝者分离”的基本假设理论。当代研究者从依恋理论、爱结学说、创伤研究、认知应对研究、情感的社会功能等视角多方面对哀伤领域进行深入探索并构建出了一些整合性的理论模型。英国精神专家约翰•鲍比（John Bowlby）认为依恋是从婴儿出生与照顾者身上本能产生的，如果失去了亲密联结关系就会产生哀伤。依恋类型分为四类：安全型、回避型、矛盾型及混乱型。安全型的个体对亲人的逝去感到悲伤，但能尽快适应，不会被哀伤压倒；回避型的个体往往在丧失亲人后压抑或逃避和依恋关系有关的情绪；矛盾型的个体表现为情绪化，不能很好应对与依恋相关的情绪，往往会沉溺于丧失亲人的痛苦中；混乱型的个体对自己和他人缺乏自信，不能正常的思考和谈论丧失。

了解哀伤理论，可以帮助我们很好地解释哀伤的成因和规律，了解居丧者哀伤发生的过程和需要，进而制订相关咨询辅导方案。

## 二、悲伤的发展过程

悲伤是由于失去亲人所造成的“自我”丧失而产生的生理和心理反应，这种反应是自然的、正常的过程。心理学家派克斯（Parkes）提出了人的悲伤反应要经历 4 个阶段，这 4 个阶段是循序渐进的，中间没有明显界限。

### （一）麻木

家属在得知亲人去世的消息后，第一反应是震惊和麻木，尤其是突发的或意料之外的亲人死亡。表现为持久的发呆，甚至持续数天。

### （二）渴望

麻木反应之后就是悲痛，并常常渴望能再见到已逝去的亲人，反复思考逝者去世前的事情，似乎这样做可以发现到底是哪里出了错，现在可以纠正过来。有时候会感觉逝去的亲人就在身边，能看到亲人的影子，或听到亲人的声音。

### （三）颓丧

悲痛之后变得冷漠，对周围事物、周围的人漠不关心，感觉到人生空虚毫无意义，对周围事物毫无兴趣。

### （四）复原

随着时间的推移，悲伤感减轻到可以接受的程度，放弃不现实的希望，开始新的生活，为了身边亲人，生活仍然充满希望。

派克斯的研究表明，居丧者经历以上 4 个阶段大约需要 1 年的时间。但是每个居丧者的表现和时间经历会有所不同。有的居丧者经历悲伤时间会稍长一些，甚至悲伤永远不会停止。但是这种触景生情、再度思念亲人而出现的悲伤感，已经融进许多令人快乐的思念，会想起和逝去的亲人在一起难忘的事情和快乐的时光，这些思念感可作为居丧者新生活的一个组成部分。

## 三、悲伤的分类

### （一）预期性悲伤

预期性悲伤是指个人感知到有可能失去对自己有意义、有价值的人或事物时，在改变自我过程中所出现的理智和情感的反应及行为。这种悲伤反应发生在丧亲之前。

### （二）正常悲伤

正常悲伤是指失落常见的感受、行为和反应，通常发生在丧亲之后，主要表现在以下几个方面。

*1. 生理方面*

丧亲之后，丧亲者会感到持续 20 ～ 60 分钟身体痛苦的感觉，如喉咙发紧、呼吸困难、频繁叹气、腹部觉得空空、肌肉无力、心痛等。Parkes（1972）另外加上了抽泣和号哭，并称这些身体的痛苦感觉为“剧痛样”，这种感觉常常在丧亲后不久发生，并可能持续 2 周。有调查表明，丧亲后的 6 个月内，居丧者生理方面的症状较多，如头痛、眩晕、失眠、食欲不振、消化不良、呕吐、胸痛等。

*2. 情绪方面*

包括忧愁、愤怒、罪恶感、焦虑、孤独、怀念、解脱及麻木的表现等。有的会出现不断“找寻”逝者的行为，或没完没了地谈论逝者和濒死时的情况。

*3. 认知方面*

居丧者可表现出不相信，尤其是死亡发生得很突然的时候，会感到困惑、思绪混乱、注意力不集中或健忘等。全神贯注于逝者濒死的过程，强迫性思念，逝者受病痛折磨和濒死的场景总是在眼前。不肯承认亲人已经死亡的事实，仍希望逝者会回来，尝试用各种方法和逝者相见。经常梦到逝者，对逝者的照片全神贯注地凝视，甚至产生短暂的幻觉。

4. 行为方面

失眠或惊醒、食欲不振或亢进、恍惚、心不在焉、远离人群、叹气、哭泣、持续地过度活动、工作受到影响、回避逝者的遗物、接近逝者生前去过的地方来找寻有关逝者的记忆。

**（三）病态悲伤**

人的悲伤在程度和时间上是无法预料的，典型的悲伤反应不会超过 1 年的时间，但是也存在一些文化上的差异。在悲伤过程中，由于某些因素使正常悲伤过程延长，或是悲伤出现延迟、或是经过正常悲伤过程后表现出难以控制的伤痛，则可能变为慢性症状，称为难以复原的悲伤，或病理性悲伤、复杂性悲伤。

1. 长期性悲伤

长期性悲伤是指居丧者悲伤延续 1 年以上后形成慢性抑郁或亚抑郁状态，主要表现为自我评价过低或罪恶感。拒绝接受逝者已去的事实，一直不合理地长期保存遗体或遗物等。

2. 延迟性悲伤

延迟性悲伤是指居丧期未发生悲伤的患者，将有可能在后期发生抑郁、社会适应性不良、酗酒、惊恐发作、自残行为、甚至自杀。也可能出现慢性愤怒和敌对、扭曲人际关系等，迟迟不能恢复正常的社交或工作。

3. 过度性悲伤

过度性悲伤是指居丧者反应过度强烈，甚至达到非理性的程度，表现为对死亡的极大恐惧。

4. 掩饰性悲伤

掩饰性悲伤是指悲伤者的反应和表现不能够发现与丧失亲人有关，未能在外显行为表达其悲痛之情，造成适应不良行为、生理疾患和精神症状。

病态悲伤反应影响身体健康，使免疫功能下降，患疾病风险增加。严重的还可以影响一个人的生存意愿，甚至导致死亡。

## 四、哀伤辅导措施

在亲人去世后，居丧者承受着巨大的悲伤体验和心理困扰，严重影响了现在和未来的生活。哀伤辅导能促进居丧者及时地宣泄、释放悲伤，健康地完成正常悲伤任务，缓解身心痛苦，减少或避免向病态或复杂性哀伤的转变。

### （一）哀伤辅导目标

哀伤辅导的目的是接受失去亲人的事实，协助居丧者在合理的时间内，引发正常的哀伤，健康地完成哀伤任务。哀伤辅导不是使生者放弃与逝者的关系，而是协助他们在情感生活中为逝者找到一个适宜的地方，使他们能继续正常的生活。哀伤辅导目标有以下四点。

1. 接受丧亲的现实

哀伤者必须面对亲人已逝去的现实，只有当人们真正地面对痛苦、接受丧失时，才能获得力量去重整自己的生活。

2. 协助处理情绪

协助居丧者处理好已经表现出来的哀伤情感和潜在的情感，如愤怒、内疚、焦虑、无助和悲伤。

3. 重新适应生活

协助居丧者克服丧亲后适应过程的障碍，包括外部适应如日常角色适应和内部适应如对新身份的认同和自我评价。

4. 与逝者建立联结

协助居丧者在参与新生活的过程中找到一个和逝者永恒的联结。对于居丧者来说，逝者会持续存在于他的意识中，可以通过介绍逝者、讲故事、仪式、冥想、给逝者写信等方式与逝者建立联结，作为缓和丧失痛苦的一种手段，将逝者留下的故事融入当下生命中，减轻哀伤痛苦。

### （二）哀伤辅导技巧

1. 共情式倾听

哀伤辅导人员不仅要用倾听来感受居丧者，还应该用包容的态度来面对哀伤。居丧者一方面可以将自己的哀伤娓娓道来，另一方面也可以体验哀伤辅导人员所感受的哀伤，这种共情的投入就是哀伤辅导人员对来访者痛苦的接纳、包容和理解。共情的投入提供了一个容器，一个神圣的空间，居丧者可以在这里自由徜徉，不受外界困扰，以一种安全的方式体验哀伤痛苦、释放痛苦，自我探索有利于找到哀伤的本质和相对应的方法。

2. 引导想象

意象引导练习，与逝者取得联系，消除居丧者疑虑，促进其情绪的转变。帮助居丧者从哀伤中走出来，追求新的目标。哀伤辅导人员告知居丧者需找个舒服的姿势坐下来或躺好，让其深呼吸、放松，想象自己在一个美好的地方：有山川、流水、花草、树木等，感受这美丽的景色。接着告知居丧者：你会注意到有一束光亮穿过你身体的每一部分，那是你所爱之人的光辉，从一个富有治愈力的地方来安慰你，希望你知道他一切都很好，希望你可以自己照顾好自己，希望你能过得好。

3. 回忆录

鼓励居丧者撰写回忆录或回忆片段来怀念逝者，如记录所爱之人的特别之处、可爱之处、有什么爱好特长、喜欢吃什么、爱看什么节目等。鼓励居丧者能够与亲人朋友们分享他们所爱之人的人生片段。但此项方法不适合刚刚丧亲的家庭。

4. 体验哀伤之痛

此过程可以让居丧者用书写的形式表达。书写的形式多种多样，可以写信、写日志等。因为书写技术可以调动居丧者的自愈能力，帮助居丧者宣泄哀伤。在没有他人或干扰的环境中再次触碰自己的感受及正常表达出来，或者可以让居丧者大声读出来，进行宣泄和释放哀伤。

5. 使用逝者留下的纪念物品

使用逝者留下的纪念物品、音频、视频等对于居丧者是十分有益和有效的方法。如帮助老年临终患者录制录音或视频，表达和分享个人的真实情感及对亲人的祝福叮咛。听到录音或看到视频的家人和朋友能够在以后回忆起与亲人一起度过的美好时光，留下珍贵的记忆，减少日后可能会发生的遗憾，开始新的生活。

**（三）哀伤辅导工作内容**

每个人处理哀伤所需要的时间和状态是不同的，哀伤辅导所提供的教育就是提醒当事人，哀悼是一个长期的过程，而终点并不一定会达到哀伤前的状态。哀伤辅导要以居丧者的需求为中心，协助其健康地度过哀伤期。

1. 建立信任关系

与居丧者建立良好的信任关系是开展哀伤辅导的基础，尤其是高危人群，应给予高度的重视、关注和关爱。

2. 聆听与陪伴

具体做法：①聆听的时候可以握着他们的手，积极认真地听，不要随意加入自己的判断和分析，要一边听一边点头，以表达自己的同理心；②要有回应地听，用“对，请继续”等话语，表明自己在认真地听；③要有感性地听，说明听者把精力集中在谈话者的所思所想上；④适当地运用眼神交流、形体语言和恰当的身体触摸来与之交流。哀伤抚慰时切记以下几句话不要对居丧者讲：“请节哀顺变”“要勇敢”“要坚强”“不要哭”。

3. 指导居丧者宣泄情绪

允许居丧者释放悲伤情绪和适当哭泣，如果哭得太久或太激动，要采取适当的安抚行为，平复其激动的心情。但是要给予足够的时间去表达，不要急于安慰或递送纸巾，因为这传递了不要哭的信息。

4. 提高居丧者应对新生活的能力

通过角色扮演和问题解决等方法协助居丧者提高应对新生活的能力。但是要注意，一般不建议居丧者在丧亲初期作出任何重大的生活决定，如不宜草率或匆忙结婚，建立新家庭，因为此期居丧者的情绪会影响一个人正常的判断力。

5. 阐明正常的哀伤行为

协助居丧者认识哀伤的正常反应，鼓励居丧者坦然接受自己当下的情绪和行为，并提供必要的帮助。避免其不恰当地发泄情绪，如酗酒、乱发脾气、自虐及虐待他人等。

6. 提供持续支持

通过团队辅导、追思活动及个别指导等形式给予持续的支持。尤其是某些纪念日或节日要提供足够的支持和帮助，以协助居丧者度过这段艰难的日子。

7. 允许个体差异

每个人的哀伤表现与步伐都是独特的，不要为居丧者预设标准，因为每个人处理哀伤的节奏和方式方法是不同的。根据个体特点选择适合的、最重要、最有效的，必要时可配合选择如音乐治疗、艺术治疗、运动治疗、影片治疗、宗教治疗、意义治疗及反向治疗（做一个志愿者帮助别人）等方式方法。

8. 应对预期性哀伤

预期性哀伤被视作哀伤历程的开始，且具有预警作用。对居丧者的有利方面是有时间逐渐接受亲人即将离世的事实，有机会协助亲人完成心愿和告别，避免亲人猝然离世而措手不及，留下遗憾。不利方面是长时间的预期性哀伤，常使家属心力交瘁、疲惫不堪，还可能因此产生负面情绪，故不可太早或太晚，一般而言，一个月是比较合适的。

9. 评估转诊的需要

哀伤辅导人员如果遇到复杂悲伤者，在自己能力和经验范围外，应寻求心理治疗师或精神科医师的帮助或转诊服务。

（徐萌泽　薛　茹）

# 第十一章　濒死期照护

### 学习目标

1. 解释老年临终患者的各个生理反应期及临终表现。
2. 阐述老年濒死期患者的照护原则。
3. 分析老年濒死期患者各阶段的生理评估内容。
4. 掌握并灵活运用护理程序为老年濒死期患者及家属提供身心支持。
5. 树立良好的“慎独意识”为濒死期老年患者进行照护。

### 导入案例与思考

王大妈，76 岁，肺癌晚期脑转移、骨转移收入某三级甲等医院，治疗效果不佳，呼吸困难显著，周身疼痛剧烈。患者感到痛苦、绝望，试图自杀，家属感到力不从心。患者的责任护士小马及时给予帮助，使患者及家属安宁舒适，3 个月后患者离世，家属十分感激。

（1）患者的心理反应属于哪一心理反应阶段？

（2）马护士对患者及家属都采取哪些护理措施？

（3）如果你是值班护士，如何按正确的操作规程对逝者进行尸体料理？

濒死期照护是一种特殊的专科照护，有着特定的服务对象、护理原则与内容。给予濒死期患者积极的身心整体护理，对于解除患者痛苦、维护人的尊严有着重要的作用。

## 第一节　濒死期症状评估

### 一、濒死期定义

濒死即临终，指患者在已经接受治疗性或姑息性治疗后，虽然意识清醒，但病情加速恶化，各种迹象显示生命即将终结。因此，濒死期又称为临终期，是临床死亡前主要生命器官功能极度衰弱、逐渐趋向停止的时期。但由于老年患者都是独特的个体，病情不同，更多文献建议以患者所呈现的症状来判断，当老年患者身体器官及系统的功能渐失，出现以下症状时，则可以确认患者已经进入濒死阶段：严重的虚弱无力感；憔悴的外观；越来越嗜睡或烦躁不安；经口摄食越来越困难；注意力越来越差；方向感渐失；皮肤颜色变化；肢体温度改变等。

## 二、濒死期患者的生理评估

### （一）神经系统

老年患者神经系统症状主要表现为意识的改变。如果病变未侵犯中枢神经系统，患者可始终保持神志清醒。若病变在脑部，患者则会出现躁动、嗜睡、意识模糊、反应迟钝或无反应，甚至昏迷等，有的患者则表现为谵妄和定向障碍。

1. 躁动

濒死期老年患者的躁动及坐立不安通常由多种因素造成，如疼痛、呼吸困难、全身瘙痒、尿潴留、感染、虚弱无力等症状未得到有效控制；某些药物作用，如阿片类药物、抗抑郁药、吩噻嗪类药物可能增强神经肌肉的兴奋性；患者的心理情结因素，如焦虑、恐惧也会导致躁动。症状加剧时患者有可能出现认知错误、错觉及幻觉等情形。

2. 意识混乱

许多老年患者在生命末期出现意识混乱。首先表现为嗜睡，随即又转入间断或持续的睡眠状态，对于时间、地点、人物认知混乱；有的患者在嗜睡之后出现木僵状态，为一种可唤醒的无意识状态，对周围事物无正确反应，答非所问，最后陷入昏迷，意识完全丧失，肌肉松弛，感觉及反射均消失；但有些濒死期老年患者也可以始终保持清醒状态。随着病情的进展，患者意识不清的程度逐渐加重，大部分患者在最后的数日或数小时都处于这种状态中，有一些患者会存在不同的意识状态交替出现。

3. 谵妄

谵妄是高级神经中枢兴奋性增高为主的急性功能失调的状态。在意识清晰度降低的同时，表现出注意力丧失、认知障碍，以及包括时间、地点、人物在内的定向力障碍，并产生大量的幻觉、错觉；幻觉以幻视最为多见，内容多为生动、逼真而鲜明的形象，比如看见各种猛兽、鬼怪、战争场面等，通常夜间更重；濒死期老年患者出现谵妄通常是由多种原因导致的，临床上要注意与精神分裂症相鉴别。

4. 抑郁症

老年临终患者由于身心遭受的折磨和痛苦，导致绝望抑郁、心境低落、悲观绝望，甚至会产生自杀企图或行为。可通过沟通、询问、了解患者是否有难以控制的症状，包括疼痛、疲乏、情绪痛苦、绝望等，以准确评估其自杀倾向的严重程度。

**（二）呼吸系统**

老年临终患者的呼吸功能减退表现为呼吸频率不规则，呼吸深度由深变浅，出现鼻翼呼吸、经口呼吸、潮式呼吸，呼吸道分泌物无法或无力咳出时，则会出现痰鸣音或鼾声呼吸。

1. 呼吸困难

濒死前的呼吸困难通常是多种因素造成的且无法完全改善，随着呼吸频率加快，患者常伴随明显焦虑，临终前的呼吸型态通常会浅而费力，出现呼吸暂停的频率也会增加，且会出现陈 - 施呼吸型态。

2. 临终喉鸣

临终喉鸣主要是由于濒死期患者喉头肌肉松弛无力，无法将聚集在喉头部的口腔分泌物吞咽或排出，呼气的同时震颤喉部肌肉而发出“呼噜呼噜”类似痰音的声音。这样的声音十分明显，常困扰着家属，让他们感到焦虑。

3. 咳嗽和咯血

咳嗽可分为咳嗽伴有效咳痰、咳嗽伴无效咳痰、干咳无痰。咯血是指喉以下的气管、支气管或肺组织出血，并经过口腔咳出的一种症状。临终患者因为身体的虚弱无力，导致无法有效排除呼吸道分泌物，导致痰液或血块阻塞呼吸道。当患者处于濒死阶段，有时不提倡吸痰，因为它带来的痛苦比咳嗽或咯血本身明显，而不能带来疾病的逆转。

**（三）循环系统**

循环功能减退主要表现为心脏功能减弱，脉搏增快、减弱或不规则；心率出现紊乱；血压降低或测不出；皮肤苍白、湿冷、色素沉着，远端肢体发绀；全身冷汗、水肿；部分患者会出现发热。

**（四）消化系统**

很多老年临终患者会逐渐出现胃肠道蠕动减弱、食欲减退，身体需求量下降，进食逐渐减少，进而导致营养不良，恶心、呕吐、腹胀、便秘或腹泻、口干、脱水、体重减轻等症状。

1. 恶心呕吐

当老年患者进入临终阶段，尤其是一些恶性肿瘤患者，由于肿瘤造成不完全肠梗阻，患者出现频繁恶心呕吐、腹痛腹胀，使患者极度痛苦，晚间也不能安静休息，从而形成恶性循环，体力逐渐衰竭。

2. 口干和口臭

老年临终患者由于唾液分泌减少，口腔黏膜疾病，用口呼吸等，导致口腔灼烧感，口腔干燥。而口臭则是由于临终患者的牙齿和口腔的卫生欠佳，口鼻腔的感染性疾病以及胃部的反流等因素所导致。

3. 吞咽困难

临终患者处于极度虚弱状态，尤其是咽喉部、中枢神经系统疾病和食管癌的患者，吞咽困难则会更容易发生。

4. 腹泻或便秘

老年临终患者在通常情况下，详细询问病史和临床检测就可以确定腹泻的原因，腹泻的严重程度要依据每日腹泻的次数和量及其他相关症状的评估，确定为急性腹泻还是慢性腹泻，以作为患者治疗的依据。便秘则表现为粪便排出次数减少、粪便干燥、排便困难等，是老年临终患者常见的症状之一。便秘还可能有不典型的症状，如恶心或腹胀。

5. 呕血和便血

消化道出血时，血液从口腔吐出为呕血，由肛门排出称为便血。便血较呕血常见，它们往往同时发生。对于某些老年患者，呕血和（或）便血终末期前表现，可在数天内死亡。

**（五）感觉 / 认知系统**

老年临终患者的视力、听力、嗅觉有所减退。视觉呈逐渐减退的过程，由视觉模糊发展到只有光感，最后视力消失。而听力是老年临终患者最后消失的感知觉。

**（六）排泄系统**

随着病情加重，老年临终患者的尿量会逐渐减少，主要因为肾功能减退、摄入量减少，也可能与应用的部分药物有关。有时可能出现尿潴留或尿失禁；在最后阶段，尿量会越来越少，甚至无尿。在疾病末期，由于患者意识不清，难以说明尿潴留引起的不适，但可能会表现为烦躁不安等。因此，护士需要主动评估，查看膀胱充盈情况。

**（七）肌肉骨骼系统**

主要表现为虚弱无力，身体活动耐力降低、身体变得不灵活、关节僵硬、移动时可能会感到疼痛，有时甚至无法进行有效的吞咽动作，肠道运动功能减低，大便堆积、干结在肠道内而发生便秘。

**（八）疼痛**

大部分的老年临终患者主诉全身不适或疼痛，表现为烦躁不安，血压及心率改变，呼吸变快或变慢，瞳孔散大，大声呻吟，出现疼痛面容，即五官扭曲、眉头紧锁、眼睁大或紧闭、双眼无神、咬牙等。

## 三、濒死期患者的心理评估

濒死期老年患者在接近死亡时会产生十分复杂的心理和行为反应。护士应及时准确评估患者的心理需求，同情和关爱患者，倾听患者的诉说，满足临终患者的心理需求。

美国医学博士布勒·罗斯在书中将身患绝症的患者从获知病情到临终整个阶段的心理反应过程总结为五个阶段：一是否认期，患者不承认自己患了绝症或者是病情恶化，或已濒临死亡；二是愤怒期，进入此阶段的患者表现出生气、愤怒、怨恨的情绪，对医护人员的治疗和护理百般挑剔，甚至无端地指责或辱骂别人，以发泄他们苦闷与无奈；三是协议期，此期患者已承认存在的事实，对生存还抱有希望，也肯努力配合治疗，希望发生奇迹；四是忧郁期，临终患者的身体更加虚弱，病情更加恶化，患者会体验到一种准备后事的悲哀；五是接受期，此阶段患者开始接受即将面临死亡的事实，情绪相当平静，他们不再抱怨命运，喜欢独处，睡眠时间增加，情感减退。老年临终患者心理发展过程的五个阶段并非完全按顺序发生和发展，这个心理发展过程有着较大的个体差异性。有的可以提前，有的可以推后，甚至有的可以重合，各阶段持续时间长短也不同。因此，在实际工作中，护理人员应根据个体的实际情况进行具体的分析与处理。

## 第二节　濒死期照护

### 一、概念

濒死期照护是指由护理人员向老年临终患者及其家属提供的一种积极的综合护理措施，是临终关怀的重要组成部分。濒死期照护目的是使濒死患者的生命得到尊重，症状得到控制，家属身心健康得到维护和增强，患者能够无痛苦地、安宁舒适地走完人生的最后旅程。对不能治愈的老年患者在生命尽头给予积极的身心整体护理，对于解除患者痛苦、维护人的尊严有着重要的作用。对老年临终患者及家属的护理应体现出护理的关怀和照顾，用护理人员的责任心、爱心、细心、耐心、同情心，以尊重生命、尊重患者的尊严及权利为宗旨，了解患者和家属的需求并给予满足，对他们表示理解和关爱，营造安详和谐的环境，使临终患者及家属获得帮助和支持。

### 二、基本原则

#### （一）以照料为中心

对老年临终患者来讲，治愈希望已变得十分渺茫，最需要的是身体舒适、控制疼痛、生活护理和心理支持。因此，临终护理的目标应由以治疗为主转为以对症处理和护理照顾为主。

#### （二）维护人的尊严

老年临终患者的个人尊严不应该因生命活力降低而递减，个人权利也不可因身体衰竭而被剥夺。在临终护理服务中，医护人员应维护和支持其个人权利，充分尊重患者的要求，尽量满足其合理需求，维护患者的尊严。

**（三）提高临终生活质量**

临终也是生活，是一种特殊类型的生活，所以正确认识和尊重患者最后生活的价值，提高其生活质量是对老年临终患者最有效的服务。临终护理服务中，要纠正那种认为临终就是等待死亡、生活已没有价值的片面认识，防止患者变得消沉，对周围的一切失去兴趣。更要避免医护人员对老年临终患者的态度冷漠、语言生硬、操作粗鲁等表现，而是要尽最大可能帮助患者去丰富生命，在有限的日子里过得更舒服、更有意义。

**（四）共同面对死亡**

有生便有死，死亡和出生一样是客观世界的自然规律，是不可违背的，是每个人都要经历的事实，正是死亡才使生显得有意义。医护人员要建立正确的生死观，才能坦然地指导患者面对死亡、接受死亡，注重即将结束的生命的价值；同时应和老年临终患者一起共同面对死亡，将他们的经历视为自己的体验，要有恰当的移情，站在他们的角度去思考和处理事情。

## 三、护理措施

**（一）濒死期患者的身体照护**

1. 改善呼吸功能

（1）保持室内空气新鲜，定时通风换气。流动的空气可使患者感觉呼吸较为顺畅，开窗通风、室内空调、风扇皆可令患者感到舒适。

（2）神志清醒者可采用半坐卧位；昏迷者可采用仰卧位头偏向一侧或侧卧位，或者适当抬高床头，以患者感觉的最高舒适度作为调整目标。

（3）保持呼吸道通畅。拍背并协助排痰，应用雾化吸入，必要时可使用吸引器吸出痰液。

（4）根据呼吸困难程度给予氧气吸入，纠正缺氧状态，从而改善呼吸功能。吸氧可以使患者感觉舒适，其有效程度需以患者的主观感受为主。当老年患者在感受“吸不到气”而害怕时，给予氧疗效果的象征意义会大于实质效果；除治疗所需的高流量面罩吸氧外，对濒死期患者采用鼻导管方式要比面罩方式适当，因为使用面罩会阻碍患者与家属的语言沟通。

（5）帮助患者放松。放松技巧可以缓解患者焦躁不安的情绪，借此减少呼吸频率以达到缓解症状的效果。

（6）保持与患者家属的充分有效沟通，说明呼吸症状的变化，并尽可能维持患者的舒适。

2. 改善血液循环

老年临终患者血液循环减慢，应注意保持病室温度适宜，根据季节适当保暖；可以温柔地按摩患者的四肢，改善外周循环。要避免使用热水袋、电热宝或电热毯取暖，因为此时的患者对温度的敏感度下降，容易造成局部烫伤；应注意保持身体的清洁，尤其是身体发热、多汗的情况下，更应及时进行清洁处理。

3. 营养支持

（1）创造良好的进食环境，清除引起不适的视、听、嗅觉刺激，使患者感到轻松，稳定患者情绪。

（2）主动向老年临终患者及家属解释恶心、呕吐、腹泻、便秘等不适的原因，以减轻其焦虑心理，获得心理支持。同时可以选择看电视、听音乐等方式分散注意力，消除不良刺激。

（3）依据老年患者的饮食习惯调整饮食，尽量创造条件增加患者的食欲。注意食物的色、香、味，并尽量多尝试新的花样，少量多餐。应给予高蛋白、高热量、易于消化的饮食，注意补充营养，并鼓励患者多吃新鲜的水果和蔬菜。

（4）给予流质或半流质饮食，便于患者吞咽，必要时采用鼻饲或完全胃肠外营养，以保证患者的营养供给，并准确记录出入量，防止水电解质失衡的状况。

4. 排泄护理

（1）注意观察老年临终患者排尿排便情况：对患者进行控制排便排尿训练，改变其排便习惯。协调好休息与活动，条件许可时可适当增加患者活动量。居室要保持良好通风，保证室内空气新鲜。

（2）饮食护理：注意增加患者营养，增强体质，培养规律的饮食和饮水习惯；注意补充营养，食用清淡、高蛋白质、高营养、高维生素食物；适当增加膳食中的纤维素含量。

（3）皮肤护理：便后及时清洁皮肤，保持皮肤干燥；及时更换衣裤、床单、垫单等，尽可能地令患者感到舒适。长期尿失禁老年患者可实施无菌导尿术；严重大便失禁者可使用专门的防水内裤，保持皮肤的干燥清洁，以促进患者的舒适。

（4）心理护理：安慰、关心患者，消除排便产生的精神压力与不安情绪；指导患者合理膳食、正确用药，为患者创造温馨、舒适的环境，使其重新获得最佳的生理和心理状态。

5. 促进舒适和睡眠

（1）维持良好、舒适的体位：建立翻身卡，定时协助翻身，避免局部皮肤长期受压，促进血液循环，防止压疮发生。对有压疮发生倾向的老年患者，应尽量避免采用易产生剪切力的体位，保证患者的安全。

（2）加强皮肤护理：对于大小便失禁者，注意会阴、肛门周围的皮肤清洁，保持干燥，必要时留置导尿管；大量出汗时，应及时擦洗干净，勤换衣裤，并保持床单位清洁、干燥、平整、无渣屑。

（3）加强口腔护理：护士每天要仔细检查患者的口腔黏膜是否干燥或破溃。观察是否有可提示念珠菌感染的特征性的粘连白斑和成片红色的粗糙黏膜。在晨起、餐后和睡前协助患者漱口，保持口腔清洁卫生；口唇干裂者可涂液体石蜡；有溃疡或真菌感染者酌情涂药；口唇干燥者可饮适量水，也可用湿棉签湿润口唇或用湿纱布覆盖口唇。对于口腔卫生状况较差并且感觉有明显疼痛者，可用稀释的利多卡因和氯己定含漱剂清洗口腔。

（4）保暖：老年患者四肢冰冷不适时，应加强保暖，必要时给予热水袋，水温应低于 50℃，不要温度过高，防止烫伤。

（5）心理护理：与老年临终患者建立相互信任关系，耐心倾听主诉，消除患者的精神紧张和不安；指导患者学习放松技巧，如渐进性肌肉放松、冥想、自我暗示、听音乐、做手工等，以增加放松与舒适感，利于入睡。

（6）营造良好的睡眠环境：减少外界灯光、噪声等不良刺激；调整睡眠环境的温度、湿度；保持病房清洁及空气清新，床铺、枕头宜软不宜硬。

（7）睡前护理：帮助老年患者建立睡前的一些行为习惯，如定时喝杯热牛奶、定点洗漱、按时服用安眠药、静卧冥想等，通过训练，形成固定模式，有助于诱导患者入睡。

（8）对于有严重自杀倾向的老年患者，要密切观察其有无自杀的先兆症状，如焦虑不安、沉默不语、抑郁烦躁、拒食、卧床不起等，采取措施保证患者安全，要 24 小时监护，不让其单独行动，所有可能伤及患者的物品要移开，尽可能调动患者积极良好的情绪，努力激发其对生活的热爱。

6. 减轻感知觉改变的影响

（1）保证老年患者的安全，预防跌倒、坠床和因视觉改变导致的各种意外伤害。保持病室内环境的光线适宜，鼓励家属多与患者沟通，表达对患者的关爱。

（2）提供舒适的环境：老年临终患者所居住的环境应安静，空气新鲜，保持通风，有一定的保暖设施，适当的照明，以避免临终患者因视觉模糊产生害怕、恐惧心理，以增加其安全感。

（3）眼部的护理：对神志清醒的老年临终患者的眼部护理，可以用清洁的温湿毛巾或温湿棉签将眼睛的分泌物和皮屑等从内眦向外眦进行清洁。为防止交感染应使用两条毛巾或一条毛巾的不同部位，分别擦洗双眼。对有分泌物黏着结痂的眼睛，可用温湿毛巾或棉球、纱布等浸生理盐水或淡盐水进行湿敷，直至黏结的分泌物或痂皮变软后，再轻轻将其洗去。注意勿损伤皮肤、黏膜和结膜，并禁忌用肥皂水洗眼。如果患者处于昏迷状态，患者眨眼动作会减少或消失，角膜反射亦会减弱或消失；若长时间眼睑不闭合，会导致眼干燥，且灰尘或混有微生物的尘埃会落入眼睛，造成结膜溃疡或发炎。因此，对昏迷患者，除清洁眼睛外还要保持眼睛湿润，可以用刺激性小的眼药膏敷在裸露的角膜上，如涂红霉素、金霉素眼膏或覆盖凡士林纱布，以保护角膜，防止角膜干燥发生溃疡或结膜炎。

（4）听觉是临终患者最后消失的感觉，因此，护理人员在与患者交谈时语调应柔和，语言要清晰，也可采用触摸患者的非语言交谈方式，让临终患者感到即使在生命的最后时刻也并不孤独。

7. 控制疼痛

（1）注意观察：护士应注意观察老年患者疼痛的性质、部位、程度、持续时间及发作规律。

（2）稳定情绪、转移注意力："没有疼痛地离去"是所有临终患者的愿望。护理人员应采用同情、安慰、鼓励等方法与老年患者进行沟通交流，稳定患者情绪，并适当引导使其转移注意力，从而减轻疼痛。

（3）协助老年患者选择减轻疼痛的最有效方法：若应用药物止痛，可采用世卫组织推荐的三步阶梯疗法控制疼痛；并要注意观察用药后的反应，把握好用药的阶段，按时给药；还需选择恰当的剂量和给药方式，达到控制疼痛的目的。

（4）使用其他止痛的方法：临床上常选用音乐疗法、按摩、放松术，外周神经阻断术、针灸疗法、生物反馈法等。

8. 谵妄的护理

（1）告知家属可能引起谵妄的原因，以减少家属的恐慌。

（2）安抚患者，帮助患者适应环境，减少恐惧。

（3）环境：为老年患者提供安静的环境，尽可能提供单独的房间；降低说话的声音；降低照明；使用日常和熟悉的物品；较少改变房间摆设，以免引起不必要的注意力转移；在与患者的交流中告知简单定向的方法。

（4）必要时使用药物治疗：抗精神病药物（如氟哌啶醇、利哌酮、奥氮平等），可联合使用苯二氮䓬类药物，增加对急性发作患者的控制率。

9. 昏迷的护理

（1）密切观察患者生命体征、昏迷程度、瞳孔有无变化、肢体有无瘫痪、有无脑膜刺激征及抽搐等。若体温高、脉搏减弱减慢、呼吸不规律、血压波动、瞳孔散大，表示病情严重。以上各项观察均应详细记录，及时通知医生并处理。

（2）确保呼吸道通畅：患者取平卧位，肩下垫高并使颈部伸展，防止舌根后坠，以免阻塞气道；头偏向一侧防止呕吐物被误吸入呼吸道；准备好吸引器，痰多时应随时吸痰，以免发生窒息；并应做好气管切开和使用呼吸机的准备。

（3）对尿失禁患者勤换尿布，会阴部及时擦洗干净，防止泌尿系感染及压疮的发生。长期尿潴留或尿失禁患者应留置导尿管，每次更换导尿管时应检查导尿管是否通畅，记录尿量、尿色。意识清醒后及时撤掉导尿管并诱导患者自行排尿。

（4）昏迷患者如有不安表情及轻微躁动，应考虑有便意，可提供便器。如便秘三天可使用开塞露或缓泻剂，保持大便通畅。大便失禁时随时做好肛门及会阴部清洁，涂保护性润滑油，并保持床铺干净平整。

（5）注意预防呼吸道感染，尤其是长期卧床老年患者容易发生坠积性肺炎，应随时观察患者体温、呼吸，以及痰的性质、量、颜色变化。发现异常及时与医生联系或采取相应措施。同时去除义齿，每日清洁口腔 2 次，口腔溃疡处可涂溃疡膏或锡类散。

（6）对张口呼吸的患者，应将蘸有温水的三层纱布盖在口鼻上。翻身的同时拍背吸痰，吸痰时严格执行无菌操作。每次吸痰不超过 15 秒。

（7）眼角有分泌物时，应用热毛巾或 1%～2%温硼酸液泡的脱脂棉擦净。眼闭合不全者应每日用生理盐水洗眼一次，并涂抗生素眼膏，再用消毒凡士林条覆盖加以保护。

（8）保持皮肤清洁，预防压疮的发生。

（9）应注意防止患者营养不良，给予鼻饲高蛋白、高维生素流质饮食，保证每日能量供应。做好鼻饲护理。

10. 临终高热的护理

（1）密切观察老年高热临终患者的病情变化：高热者测体温，绘制体温单，观察热型及临床过程；观察呼吸、血压的变化以及一些伴随症状；观察降温措施效果，记录液体出入量。

（2）收集患者资料：了解临终患者对发热知识的了解程度，评估发热原因。

（3）降温措施：采取物理降温和药物降温相结合的方法。

（4）增加水分摄入：可以增加患者的进水量，促进体温下降。但水肿的患者应少量增加水分。

（5）保持清洁和舒适：退热期应及时擦干汗液，及时更换衣服；同时加强口腔护理；注意防止压疮等。

（6）安全护理：防止患者因高热躁动而产生的坠床、舌咬伤等伤害性事件，必要时用床挡。

（7）心理护理：经常巡视患者，询问患者的主观感受，注意其心理反应，给予患者安慰和鼓励。

**（二）濒死期患者的心理照护**

1. 否认期

护理人员应具有真诚、忠实的态度，注意维持患者适当的希望，经常陪伴在患者身旁，注意非语言交流技巧的使用，为患者提供体贴入微的护理。

2. 愤怒期

护理人员此期一定要有爱心、耐心，认真地倾听患者的倾诉，给患者提供表达或发泄内心情感的适宜环境，给予患者关爱、理解、同情和宽容。

3. 协议期

护理人员应积极主动地关心和指导患者，鼓励患者说出内心的感受，尊重患者的信仰，积极教育和引导患者，最重要的还是给予患者更多的关爱。

4. 忧郁期

创造舒适环境，鼓励患者保持自我形象和尊严。尽量取得社会方面的支持，给予精神上的安慰，注意心理疏导和合理的死亡教育，预防患者的自杀倾向。

5. 接受期

给予临终患者安静、舒适的环境，减少外界干扰。认真、细致做好临终护理，使患者平静、安详、有尊严地离开。

## 第三节 遗 体 护 理

遗体护理是对临终患者实施整体护理的最后步骤，也是临终关怀的重要内容之一。是对逝者人格的尊重，也是对逝者家属的心理安慰。遗体护理应在确认患者死亡，医生开具死亡诊断书后尽快进行，这样既可减少对其他患者的影响，也可防止尸体僵硬。在遗体护理过程中，应尊重死者和家属的民族习惯和要求，护理人员应以唯物主义的死亡观和严肃认真的态度，尽心尽责地做好遗体护理工作及对死者家属的心理疏导和支持工作。

### 一、遗体护理过程

**（一）目的**

（1）遗体护理的目的是使遗体清洁、五官端详、四肢舒展、无渗液，维持良好的外观，易于辨认。

（2）安慰家属，减少哀痛。

**（二）操作前准备**

1. 评估并解释

（1）接到医生开出的死亡通知后，再次核对，确认患者死亡及时间，停止一切治疗及维持生命的护理。

（2）通知逝者家属并向家属解释遗体护理的目的、方法、注意事项和配合要点。

2. 护理人员准备

衣帽整洁，修剪指甲，洗手，戴口罩、手套。

3. 用物准备

（1）治疗车上层：血管钳、剪刀、松节油、绷带、不脱脂棉球、梳子、尸袋或尸单、衣裤鞋等；有伤口者备换药敷料，必要时备隔离衣和手套等；擦洗用具、手消毒液。

（2）治疗车下层：生活垃圾桶、医用垃圾桶。

（3）其他：酌情备屏风。

4. 环境准备

安静、肃穆，必要时用屏风遮挡。

**（三）操作步骤**

（1）填写死亡通知单 2 张，送给医务科和患者家属。填写遗体识别卡 3 张，分别放于遗体的右手腕部、腰部、太平间的停尸屉外。

（2）携用物至床旁，屏风遮挡患者，维护患者隐私。

（3）请家属暂时离开病房，或共同参与进行遗体护理。护理人员撤去一切治疗护理用品包括输液管、氧气管、引流管等。将床放平，遗体仰卧，头下放置一软枕，防止面部淤血变色。双臂放于身体两侧，留一层大单遮盖遗体。

（4）清洁面部，整理遗容。洗脸，协助闭上眼睑，不能闭合者，可用毛巾湿敷或于上眼下垫少许棉花。嘴不能闭合者，轻揉下颌，用四头带或绷带托起下颌。

（5）填塞孔道。用血管钳将棉花塞于口、鼻、耳、肛门、阴道等孔道。

（6）清洁全身。脱去衣裤，擦净全身，擦洗顺序依次为上肢、胸部、腹部、背、臀及下肢。如果有胶布痕迹，应用松节油擦净，有伤口者需更换敷料，有引流管者应该拔出引流管后缝合伤口或用蝶形胶布封闭并包扎。

（7）包裹遗体。为逝者穿上衣裤，梳理头发，将一张遗体识别卡系在遗体右手手腕部，便于遗体识别。用尸单包裹遗体，须用绷带在胸部、腰部、踝部固定牢固，将第二张遗体识别卡放置在遗体腰前尸单上。

（8）运送遗体。运送遗体于平车上，盖上大单，送太平间，置于停尸屉内，放第三张遗体识别卡于停尸屉外。取回大单、枕套、被套、床单一并清洗、消毒。非传染病患者按一般出院患者方法处理，传染病患者按传染病终末消毒处理。

（9）脱手套、脱隔离衣，洗手后，在当日体温单 40 ～ 42℃用红笔纵向书写死亡时间，停止一切医嘱，办理出院手续。

（10）清点遗物交给家属，若家属不在，应由两人共同清点，物品列出清单，交护理人员保管，以后交给其家属。

**（四）注意事项**

1. 严肃认真，一丝不苟

遗体护理时，临终关怀医护人员应始终保持尊重逝者的态度，不随意暴露遗体，严肃认真地按照操作规程进行护理。动作敏捷果断，抓紧时间，以防遗体僵硬造成护理困难。

2. 注意减少对邻里的叨扰

患者在病房即将死亡或刚刚死亡，为避免惊扰其他患者，条件许可的话可将逝者移至单间，以便去世后在此处进行遗体护理。如条件不允许，可以用屏风隔离遮挡。

3. 对社会负责

对于逝者的穿戴用物等，应给予彻底的消毒再做其他处理。特别是患有传染病的逝者，其遗体护理更应该按照严格的隔离消毒常规进行，防止传染病的传播。

4. 妥善处理遗嘱和遗物

患者去世后，医护人员应该妥善地清点和保管好逝者的遗物，并及时交给逝者法定家属或所在单位领导。

## 二、遗体整容

遗体整容作为一门正在兴起的专业操作技术，日益受到人们的重视。对逝者进行遗体整容，可以确保逝者以美好的形象安详有尊严地离去，使家属得到心灵的安慰，减轻家属失去亲人的痛苦。

1. 物品准备

化用品：化妆水、润肤霜、底色霜、定妆粉（化妆盒）、口红、腮红、眼影、眉笔、梳子、毛刷等。缝合包用品：治疗盘、治疗巾、缝合包、纱布、绷带、棉花、止血钳、剪刀、酒精等。遗体准备：化妆前，遗体要先做好遗体护理，即先清洁护理、消毒处理、填塞管道等。

2. 步骤

首先将遗体平卧、双臂放于身体两侧；对破相的遗体进行修补缝合，尽量恢复原状。

然后将治疗巾铺在胸前或颈部，对面部进行化妆：化妆水、润肤露擦于面部、颈部暴露的部分；底色霜、定妆粉擦于面部颈部暴露的部分；画出眉形及眼线，根据年龄对眼周围进行配色打眼影；扑上腮红，尽量均匀；画出唇线，涂口红；扑粉定妆。

3. 注意事项

化妆遗体最好不要超过四个小时，一般在去世 2 ～ 4 小时内完成。时间太久，遗体太僵硬，给化妆带来困难。若是从冰柜中取出遗体，应先在室温 20℃左右下放置 2 ～ 4 小时后，再进行整容化妆，尤其要注意先将面部皮肤按摩，使其水分渗出，松弛后方可进行化妆。

## 三、丧亲者照护

死者家属即丧亲者，主要指失去父母、配偶、子女者（直系亲属），丧亲者在居丧期的痛苦是巨大的，他们承受痛苦的时间比患者还长，因为多数情况下是家属首先得知病情，其痛苦在患者去世后相当的一段时间都持续存在。这种悲伤的过程对其身心健康、生活、工作均有很大的影响，因此做好居丧期的照护是护理人员的重要工作之一。

### （一）丧亲者的心理反应

1964 年安格乐（Engel）提出了悲伤过程的 6 个阶段：

1. 冲击与怀疑期

本阶段的特点是拒绝接受丧亲，感觉麻木，否认，暂时拒绝接受死亡事件，让自己有充分的时间加以调整，此期在意外死亡事件中表现得最为明显。

2. 逐渐承认期

意识到亲人确已死亡，于是出现空虚、发怒、自责和哭泣等痛苦表现，此期典型特征是哭泣。

3. 恢复常态期

家属带着悲痛的心情着手处理死者的后事，准备丧礼。

4. 克服失落感期

此期是设法克服痛苦的空虚感，但仍不能以新人代替逝去的、可依赖的人，常常回忆过去的事情。

5. 理想化期

此期死者家属产生想象，认为逝去的人是完美的，为过去对已故者不好的行为感到自责。

6. 恢复期

此阶段机体的大部分功能恢复，但悲哀的感觉不会简单消失，常忆起逝者，并永远怀念逝者。恢复的速度受所逝去亲人的重要性、对自己的支持程度、原有的悲哀体验等因素的影响。

据观察，丧亲者经历上述 6 个阶段需要一年左右的时间，但丧偶者可能要经历两年或更久的时间。

**（二）影响丧亲者居丧期悲伤心理的因素**

1. 对死者的依赖程度及亲密度

家属对死者经济上、生活上、情感上的依赖性越强，原有的关系越亲密，家属的悲伤程度越重，亲人死亡之后的调适也越困难。

2. 患者病程的长短

如果死亡适时到来，家属已有预期的思想准备，悲伤程度相对较轻；如果死者是因意外突然死亡，家属心理毫无准备，受到的打击会很大，易产生自责、内疚等心理。

3. 死者的年龄与家人年龄

死者的年龄越轻，家人越易产生惋惜和不舍之情。家属的年龄反映其人格的成熟度，影响其解决、处理后事的能力。

4. 家属的文化水平与性格

文化水平较高的家属能正确地理解死亡，一般能够面对死亡现象。外向性格的家属，因其悲伤能够及时宣泄出来，居丧悲伤期会较短，而性格内向的家属悲伤持续时间则较长。

5. 其他支持系统

家属的亲朋好友、各种社会活动、宗教信仰等能提供支持满足其需要，对调整哀伤期有一定的作用。

6. 失去亲人后的生活改变

失去亲人后生活改变越大，越难适应新的生活。

**（三）丧亲者居丧期的照护**

1. 做好死者的尸体护理

做好尸体护理能够体现护士对死者的尊重，也是对丧亲者心理的极大抚慰。

2. 心理疏导

安慰丧亲者面对现实，鼓励其宣泄感情，陪伴他们并认真聆听他们的倾诉。获知亲人死亡信息后，丧亲者最初的反应是麻木和不知所措，此时护理人员应陪伴、抚慰他们，同时认真地聆听。在聆听时，护士可以握紧他们的手，劝导他们毫不保留地宣泄内心的痛苦。哭泣是死者家属最常见的情感表达方式，是一种很好的疏解内心忧伤情绪的途径，所以应该给予丧亲者一定的时间，并创造适当的环境，让他们能够自由痛快地将悲伤的情感宣泄出来。

3. 尽量满足丧亲者的需要

丧亲是人生中最痛苦的经历，护理人员应尽量满足丧亲者的需求，无法做到的需善言相劝，耐心解释，以取得其谅解与合作。

4，鼓励丧亲者之间相互安慰

需通过观察发现死者家属中的重要人物和“坚强者”，鼓励他们相互安慰，相互给予支持和帮助。应协助丧亲者勇敢面对失去亲人的痛苦。

5. 协助解决实际困难

患者去世后，丧亲者会面临许多需要解决的家庭实际问题，临终关怀医护人员应了解家属的实际困难，并积极地提供支持和帮助，如经济问题、子女问题、家庭组合、社会支持系统等，使家属感受到人世间的温情。提出合理的建议，帮助家属作出决策去处理所面对的各种实际问题。但在居丧期不宜引导家属作重大的决定及生活方式的改变。

6. 协助建立新的人际关系

劝导和协助死者家属对死者作出感情撤离，逐步与他人建立新的人际关系。这样可以弥补其内心的空虚，并使家属在新的人际关系中得到慰藉，但要把握好尺度。

7. 协助培养新的兴趣，鼓励丧亲者参加各种社会活动

协助丧亲者重新建立新的生活方式，寻求新的经历与感受。要鼓励丧亲者积极参加各种社会活动，因为活动本身就是复原，也是一种治疗。通过活动可以抒发家属内心的郁闷，获得心理的安慰，尽快从悲伤中解脱出来。在疏导悲伤中应该注意家属的文化、信仰、性格、兴趣爱好和悲伤程度、悲伤时间及社会风俗等方面的差异。

8. 对丧亲者的访视

对死者家属要进行追踪式服务和照护，一般临终关怀机构可以通过信件、电话、访视等方式对死者家属进行追踪随访，以保证死者家属能够获得来自医务人员的持续性的关爱和支持。

（刘　畅　饶井芬）

# 第十二章　老年安宁疗护护理人员自我关怀

## 学习目标

（1）解释自我关怀、护理人员自我关怀的概念。
（2）阐述老年安宁疗护人员自我关怀的必要性。
（3）分析老年安宁疗护护理人员产生职业压力的原因。
（4）掌握并灵活运用自我关怀策略。
（5）树立安宁疗护职业价值观和职业认同感。

## 导入案例与思考

护理人员小刘在一所老年疗养院工作，日常工作中她的主要任务是为每位老年人提供生活照护服务。其中一位老年人王阿姨在该疗养院已居住10余年，与小刘日常相处中产生了深厚的友谊。最近王阿姨因慢性肺气肿病情恶化，加之多种慢性疾病困扰，不幸离世。王阿姨离世后，小刘非常伤心难过，每日工作时无精打采，在护理其他老年人时缺乏耐心与热心，有时还会与老年人发生口角。小刘的主管领导觉察到小刘存在情绪问题时，及时与小刘进行了沟通交流，为小刘提供了心理疏导。

（1）小刘为什么出现上述问题？
（2）小刘应如何应对自己的工作压力？
（3）作为管理者，当职工如小刘一样出现上述问题时，应如何支持他们？

面对生命末期的老年人，护理人员用自己高度的责任心和专业技能为他们提供高质量的安宁疗护服务。然而，护理人员实施老年安宁疗护过程中经常面临的各种压力和挑战，导致他们可能出现职业倦怠、同情心疲乏等负性心理，但护理人员却忽视了对自身的照护与关怀，进而影响安宁疗护服务质量。如何正确认识并有效应对自身的压力和挑战，学会自我关怀，做好自我调适，是老年护理人员必须严肃考虑的问题。

# 第一节　概　　述

## 一、自我关怀

### （一）自我关怀的内涵

自我关怀也称为自我照护。从哲学和伦理学角度看，自我关怀是个体对自身德性伦理的关注及对自身发展与完善的关注。法国哲学家和思想家 Michel Foucault 博士认为人的自我关怀包含四大要素：认识自身、反思自身、精神修炼、拯救自身。澳大利亚姑息老年照护协会认为，自我关怀是个体可用于自己或支持他人保持身心健康的一系列知识、技能和态度；自我关怀包括了解自己的优点、缺点、想法、信念、动机和情绪。

尽管当前学者对自我关怀的内涵尚未形成统一意见，但其实质都是对自身的关注、关爱与关心，是人们为促进个体健康和总体福祉而选择的自发照护行为。

### （二）自我关怀的理论基础

自我关怀的理论基础包括人文关怀科学创始人 Watson 提出的人文关怀理论、Hobfoll 的资源守恒理论、Mills 的自我关怀框架和 Breiddal 的自我关怀存在理论。其中最重要的理论基础是 Watson 的人文关怀理论。上述这些理论均认为，个体在外在环境需求与自身资源的供需间失去平衡时产生压力。当外在资源无法满足个体需求时，个体则开始寻求内在资源，如加强对自身的关注、进行适当的自我调适，以保持自身平衡。

## 二、护理人员自我关怀

### （一）护理人员自我关怀的内涵

美国整体护理协会（American Holistic Nursing Association, AHNA）认为护理人员自我关怀是护理人员在他人与自我需求之间的一种平衡。护理人员自我关怀被我国学者定义为“个体权衡自我需要，产生自我关怀动机，进而出现自我关怀行为，以维护自身身体、情绪健康，与家人、同事、患者建立良好的关系，履行自己的责任与义务，寻求职业成就感”。可见，护理人员的自我关怀即是指护理人员采取的自我关怀行为。在安宁疗护范畴中，护理人员的自我关怀还包括自我悲伤支持，以及了解如何识别和预防职业倦怠。

### （二）护理人员自我关怀的理论基础

护理人员自我关怀的主要理论基础是 Watson 的人文关怀理论。Watson 提出“人文关怀是护理学的本质”的观点，把“以人自身的生命价值为本”的人文关怀理念引入到护理学“关怀弱势群体的生命健康”内涵中；以“关怀整体人的生活价值为本”的人文关怀理论包含着对自身生命价值的关怀。该理论认为，护理人员的自我关怀是关怀他人的必要组成部分，其自我关怀能力影响着关怀、照护他人的能力。

**（三）老年护理人员自我关怀**

通过 Watson 的人文关怀理论可以看出，护理人员从事老年人安宁疗护服务时，只有先进行良好的自我关怀，即通过反思自己的行为和精力更加了解自我、认识自我，使自我的身心达到良好的平衡状态，才有能力和精力为不同社会层次或文化背景的老年人提供有效的安宁疗护，进而提升老年人生命末期的生活质量。

自我关怀在老年安宁疗护中之所以重要是因为护理人员经常、反复经历和面对老年人临终及死亡。对老年人的离世流露出悲伤是护理人员常出现的情感反应，而护理人员频繁出现悲伤则易导致其产生职业倦怠、同情心疲乏等。护理人员自我关怀这一个体自我支持系统，可有效帮助护理人员应对老年安宁疗护过程中的工作压力，减少职业倦怠、同情心疲乏等的发生，增强老年护理人员的工作满意度，降低离职率，从而更好促进老年安宁疗工作的开展。

## 第二节　自我关怀评估

自我关怀评估是及早发现自我关怀不足的方法。当护理人员从事老年安宁疗护服务时，注重对自身的自我关怀认知及自我关怀水平进行准确、客观的评估与判断，有助于及时发现自我关怀不足。同时相关机构的管理者也需关注并鼓励老年护理人员及时进行自我关怀评估，及早发现他们可能存在的问题，以便给予针对性支持策略。

### 一、自我关怀的评估程序

老年护理人员做好自我关怀时首先要有自我关怀的意识，深刻认识到自我关怀的重要性，并时刻关注自己的身体需求、心理需求、情感需求、精神需求及社会需求等。意识到自我关怀的重要性后，老年护理人员可依据自身工作情况和日常生活情况，制订适合自己的、合理的自我关怀时间和计划。然后将自我关怀计划付诸实践，采取具体措施进行自我关怀，包括身体、精神、灵性、社会等方面的自我关怀行为。例如采取适当休息与娱乐、寻求家人帮助、自我反思、保持信仰等自我关怀的方法。另外，护理人员的自我关怀离不开组织支持。良好的物理职业环境、文化氛围等是护理人员自我关怀的良好基石。

## 二、自我关怀的评估方法

### （一）自我报告法

护理老年人过程中，护理人员可不断进行自我反思、自我询问，反思自己是否面临压力，是否需要自我关怀，并依据自身实际情况采取适当的自我关怀行为，或向所在机构报告自身需求，寻求组织支持。

### （二）访谈法

由他人对从事老年安宁疗护的护理人员进行访谈，了解护理人员的自我关怀认知、态度及看法等。

### （三）量表法

目前自我关怀的评估方法多采用心理测验法，即通过标准化的心理测验量表进行自我关怀的评估。目前常用的几种自我关怀工具包括护理人员自我关怀量表（nurses' self-care scale），专业自我关怀量表（professional self-care scale, PSCS），自我关怀评估工作量表（self-care assessment worksheet, SCAW），自我关怀评估清单一员工版（self-care assessment inventory for workers, SCAI-W），综合健康评估量表（integrative health and wellness assessment）及健康促进生活方式量表（health promoting lifestyle profile Ⅱ, HPLP Ⅱ）。尽管目前用于评估护理人员自我关怀水平的工具较多，但专门用于评估从事老年安宁疗护护理人员的评估工具较少。

# 第三节　职业压力与自我关怀需求

## 一、职业压力

压力是指个体对外部情境的一种适应性反应，它会导致个体的生理、心理或行为上的变化。职业压力则是指个体在某种具体职业中，外在客观需求与个体主观反应之间失去平衡时而导致个体出现的心理变化及相应的生理功能紊乱状态。

在老年安宁疗护工作中，职业压力是指因护理人员的个人能力与老年安宁疗护需求及安宁疗护的工作环境与质量等不相匹配时导致护理人员出现的压力状态。

## 二、职业压力来源

护理人员在从事老年安宁疗护工作时的职业压力主要来自以下几方面：首先，护理身体状况日益变差的老年人或终末期老年人是护理人员从事老年安宁疗护工作的主要压力来源。其次，老年人的家属尤其是子女对高质量安宁疗护的服务需求是老年护理人员的重要压力来源。再次，护理人员自身的安宁疗护知识、工作技能及经验等影响其职业压力。护理人员与机构中其他工作人员的关系、日常协作与沟通等是否顺畅同样影响护理人员的职业压力。最后，老年护理人力资源不足、机构物理环境无法满足老年安宁疗护的服务需求等客观因素。

## 三、职业压力产生的原因

导致老年护理人员产生职业压力的原因较多，主要有以下几方面。

### （一）老年人临终阶段需求高

生命末期的老年人越临近临终阶段其身、心、精神痛苦越明显，这直接影响了从事老年安宁疗护工作的护理人员的身心及精神状态，不仅给护理人员造成直接的视觉冲击和心理压力，还让护理人员产生自责、内疚、紧张、无助、挫折感，久而久之，导致护理人员的情感资源耗竭。同时，护理人员为减轻老年人终末期的身心痛苦，对他们进行无微不至的关怀和照护，使得他们同样承受了巨大的身心压力。此外，家属对老年人终末期的护理要求、心理需求及要求护理人员提供殡丧服务等的需求，也使得护理人员面临巨大压力。

### （二）老年护理人员资源短缺

目前我国老年护理人员的岗位工作强度大、收入水平低、职业保障少、从业风险高，导致老年护理人力资源供需失衡。繁忙琐碎的老年护理工作与护理人员配置之间的矛盾，使得老年护理人员无暇顾及自己的压力与需求。

### （三）老年护理人员专业知识缺乏

我国当前大多数机构对老年护理人员的重视尚不足，导致老年护理人员多缺乏系统的护理专业知识，当他们面对复杂的老年护理个案和老年人家属对高质量老年照护服务的需求时则易产生巨大的工作压力。此外，部分老年护理人员年龄较小，自身对生命的理解不够深刻，多缺乏应对死亡的经验，同样导致他们的工作压力过大。

### （四）老年护理人员安宁疗护培训不足

目前我国老年护理人员普遍缺乏系统的安宁疗护相关知识培训，而老年安宁疗护是一门专业性强、涉及面广的专业，若护理人员不具备扎实的理论和实践知识则无法有效开展老年安宁疗护工作。此外，若老年相关机构管理者对老年护理人员的培训不足，则他们可能无法正确调适与应对老年人的死亡，同样引起较明确的职业压力。

## 四、职业倦怠

护理人员实施老年安宁疗护过程中表现出的压力反应包括生理反应和心理反应，如职业倦怠、同情心疲乏、悲伤、焦虑、抑郁、死亡恐惧等。其中最常见的压力反应是职业倦怠。

### （一）职业倦怠的内涵

职业倦怠是指个体因长期处于较大的工作压力和较高的工作强度下所表现出的一种身心俱疲、精力耗竭的综合症状。1981 年 Maslach 提出职业倦怠是在以人为服务对象的职业领域中，个体因长期遭受到情绪和人际关系紧张源刺激而产生的反应，主要表现为 3 个症状：情感耗竭、去人格化和成就感降低。

2019 年 5 月 25 日，世界卫生大会将职业倦怠纳入《国际疾病分类第 11 次修订本》。世界卫生组织将职业倦怠定义为“由于长期的工作压力没有得到有效管理而产生的一种综合征”，其特征包括个体感到精力耗竭、与工作产生距离感，对工作产生消极、愤世嫉俗的情绪，以及个体的职能效能感降低。

职业倦怠是长期从事老年照护工作的护理人员常出现的一种工作状态。有研究显示，老年机构的护理人员职业倦怠的发生率达 50% ～ 80% 以上，职业倦怠不仅影响老年护理人员的工作投入、职业价值感、照护质量，还会增加护理人员的离职意愿。

### （二）职业倦怠的测量

常见的几种职业倦怠测量工具包括中国职业倦怠量表、Maslach 职业倦怠量表、倦怠问卷等。其中中国职业倦怠量表和 Maslach 职业倦怠量表可用于测量老年护理人员的职业倦怠情况。尽管用于测量护理人员职业倦怠的工具较多，但专门针对老年护理人员职业倦怠的特异性工具较少。

### （三）职业倦怠的管理

护理人员的职业倦怠可直接影响老年人的照护质量，并直接影响护理人员队伍的稳定性，导致护理人员表现出职业绩效降低、工作满意度下降、安宁疗护服务质量降低、离职意愿增高、缺勤，以及护理差错、护理事故发生率增加等问题。因此，相关机构的管理者需重视老年护理人员在实施老年安宁疗护过程中出现的职业倦怠，为老年护理人员提供恰当的支持体系，建立并健全激励机制，降低老年护理人员的职业倦怠发生率。护理人员实施老年安宁疗护时则需主动有意识地感知日常工作中的压力性事件对自身的影响，充分调动个体的主观能动性，关注自己的情感状况与需求，学会释放压力，增强自身的心理调控能力和处理负性情绪的能力，及时寻求外界帮助，降低职业倦怠对自身的影响，提高老年安宁疗护质量。

# 第四节　自我关怀策略

照护临终老年人对护理人员来说极具挑战。反复经历老年人死亡对护理人员的影响巨大，可能导致护理人员出现悲伤、职业倦怠、同情心疲乏等。因此，护理人员的自我关怀具有重要意义。自我关怀策略主要包括两个层面的内容，即个人层面和组织层面。两个层面的自我关怀策略同等重要，不同的护理人员可依据自身情况采取不同的自我关怀策略。

## 一、个人层面

自我关怀中最重要的是护理人员与自己建立起良好的关系，培养自我关怀意识，认识到悲伤、难过是应对老年人离世的正常情感反应。护理人员自我关怀时要合理安排自己的时间，采取恰当的自我关怀策略促进自己的身心健康。

### （一）工作层面的自我关怀

1. 参加互助小组

由机构组织的互助小组或茶话会等可为护理人员提供一个缓解自身工作压力与困境的机会。同伴的支持与经验分享可帮助护理人员易于接受老年人的临终及死亡等现实。相关机构的管理者可组织机构内成员形成互助小组，定期为有需求的老年护理人员提供支持与关怀。

2. 参加培训项目

终末期是老年人生命中最为特殊的时期，老年人及家属的照护需求最为强烈，因此，需要护理人员具备扎实的老年安宁疗护相关知识和职业技能。例如部分护理人员因不知如何与终末期老年人有效沟通临终、死亡等话题或不知如何帮助老年人从死亡的恐惧与不安中解脱出来而倍感压力，此时护理人员应主动参加临终话题的沟通技巧培训，掌握与临终老年人有效沟通的方法。

3. 主动适应

老年护理人员要充分发挥自身主观能动性，主动适应工作环境，正确认识护患关系、护护关系、医护关系、与志愿者及社会工作者等的关系，并与团队成员建立融洽和谐的关系。年轻护理人员刚从事老年护理工作不久，对老年护理工作尚不熟悉，面对生理功能逐渐衰退的老年人及处于生命终末期或即将离世的老年人时，他们可能会出现焦虑、抑郁等负性情绪，甚至对生命意义产生怀疑等心理。这类护理人员应更多关注自己的内心，主动学习与适应工作环境，促进自身专业技能和个人素质的提升。

### （二）身体层面的自我关怀

1. 规律睡眠

养成规律的生活习惯，按时作息，尤其是下夜班后应及时补充睡眠，找到符合自己的平衡生活方式。

2. 健康饮食

关注自己的饮食，摄取健康的食物，形成良好的饮食习惯。不沉迷酒精、吸烟等危害健康的生活方式。

3. 运动锻炼

利用工作之余参加一些体育活动，适当锻炼，如慢跑、游泳等有氧运动，放松身心。有规律性的运动及松弛术可增强体内的血液循环，减少疲倦感及职业压力。

### （三）心理层面的自我关怀

1. 冥想

作为文化和宗教共存的智慧结晶，冥想是一种培养自我精神、构建个体内在的平和、专注与积极情感的方法。冥想可作为护理人员一种改善心身状况的有效手段。

它通过身体放松、调节呼吸和注意聚焦三个阶段有目的的将个体的注意力集中于内心的某种体验。冥想有助于个体的身体放松，更有助于个体的心理放松，培养个体的正念品质，使个体更加平和、专注当下。

2. 情绪管理与调节

老年护理人员应接受自己并非无所不能的事实，深刻意识到自己对老年人的安宁照护服务已尽了最大努力，因此当老年人的死亡来临时护理人员需要接受和面对现实，从照护经验中获得成长和意义，正向思考护理老年人过程中遇到的挫折和挑战，积极应对护理临终老年人所带来的痛苦，疏导自身负性情绪，并将其转化为自身的信念和动力，更好地为老年人提供安宁疗护服务。

### （四）情感层面的自我关怀

1. 寻求家人和朋友的支持

积极向家人、亲朋好友寻求情感支持与帮助，定期参加一些社交活动，扩大交际圈，与工作之外的朋友建立良好人际关系。

2. 记录“三件好事”

“三件好事”积极心理学方法是美国心理学家 Seligman 博士创建的。该方法可通过护理人员每日关注、品味并记录日常生活中的好事，培养他们发现日常生活中美好事物的能力，使得护理人员对工作、生活的关注点由消极转向积极，进而形成自信、乐观和坚强的生活态度，从而提高护理人员的工作质量及生活质量。在老年安宁疗护服务中，护理人员通过记录令自己产生愉悦感、幸福感的事件，在繁忙的工作中体会工作满足感和成就感，学会发现工作中的美好，减少老年安宁疗护工作对自己的负性影响，从而提高自身参与老年照护工作的积极性。

**（五）精神层面的自我关怀**

1. 反思

对护理人员来说，学习自我关怀的过程就是一个不断自我反思的过程。随着护理人员对自身及周围相关事件的反思的增多，对护理老年人、经历老年人临终及死亡等事件的认识更加清晰与深刻，其自我意识逐渐增强，更加了解自我，更能发现自身工作不足，从而对不足作出改进、优化，增强自身工作能力、满足自我需求。此外，护理人员还需反思自己的内心需求，肯定自己对老年人的照护，承认经历老年人死亡对自身造成的影响，探索护理临终老年人及经历老年人死亡过程的意义，满足自己的精神需求，进而获得自身内在的成长。

2. 拥抱大自然

保持日常的兴趣爱好，节假日或周末时远离工作岗位，走向自然，感受自然界的美好，放松心情，减轻精神压力。

3. 瑜伽与冥想

瑜伽通过规律的呼吸控制、动静平衡等使护理人员的身体、心灵和精神达到和谐统一。长期坚持瑜伽练习可较好改善护理人员的身心健康状况。

## 二、组织层面

护理人员的自我关怀离不开组织的支持与关心。相关机构可从以下几方面对老年护理人员进行组织关怀。

**（一）方针政策**

为保障护理人员在实施老年安宁疗护过程中拥有一个良好的职业环境，需要相关组织机构严格遵照国家有关安宁疗护的相关标准、政策及规定布置环境，保障组织拥有充足的物质和设备、设施等。同时还应保障机构有完善的老年安宁疗护规章制度、操作标准和技术规程，确保护理人员在一个安全、舒适、明亮的环境中从事老年安宁疗护工作。

**（二）组织氛围**

良好的组织氛围或组织文化可促进护理人员的自身价值及使命，增强他们的职业认同感，提高他们的创造力及工作效率，后者则可提升老年人的照护质量。组织机构的管理者应注重培育机构的和谐氛围，促进组织内部良好人际关系的形成，使护理人员在潜移默化中受到积极影响，创造形成相互信任、相互尊重与支持的组织文化氛围，进而提升护理人员的工作效率与工作质量。

### （三）培训支持

医疗、养老等相关机构中，组织机构、工作场所的职业环境与护理人员的工作体验密切相关。当护理人员照护终末期老年人时存在自我关怀水平低下的情形时，相关机构管理者需积极发挥团队支持作用，制订老年安宁疗护护理人员培育计划，有针对性地组织护理人员学习安宁疗护相关知识、老年护理相关知识，加强对他们的职业技能培训，提升他们的职业素养。此外，作为管理者还需注重对护理人员加强死亡教育、沟通技能的培训，定期对护理人员进行心理评估与疏导，以维护护理人员的健康心理状态，确保他们顺利实施老年安宁疗护服务。

（郑瑞双　马丽莉）

# 参 考 文 献

[1] 国家卫生计生委办公厅 . 国家卫生计生委办公厅关于印发安宁疗护实践指南（试行）的通知 [EB/OL].（2017-02-09）[2019-08-05].http//www.nhfpc.gov.cn/yzygj/s3593/201702/83797c0261a94781b158dbd76666b717.shtml.

[2] 国家卫生和计划生育委员会：临终关怀服务纳入医保长护险报销中央财政投 30 亿各项优惠政策出台 [EB/OL].（2018-03-05）[2019-08-05]. http：//www.cnaflc.org/lzgh/14234.jhtml.

[3] 邓宗伟，黄剑，毛玲湘，等 . 人文医学在开展安宁疗护服务中的价值 [J]. 中医药管理杂志，2021，29（9）：160-162.

[4] 陆宇晗 . 我国安宁疗护的现状及发展方向 [J]. 中华护理杂志，2017，52（6）：659-664.

[5] 胡哲豪 . 安宁疗护政策在欧美及亚洲国家（地区）的实践和研究综述 [J]. 人口与发展，2019，25（6）：117-124.

[6] 国家卫生和计划生育委员会 . 国家卫生计生委关于印发安宁疗护中心基本标准和管理规范（试行）的通知 [EB/OL].（2017-02-09）[2021-01-09].http：//www.nhfpc.gov.cn/yzygj/s3593/201702/2f50fdc62fa84cdd9d9a09d5162a661f.shtml.

[7] 国家卫生和计划生育委员会 . 关于安宁疗护中心基本标准、管理规范及安宁疗护实践指南的解读 .2017-02-09. http：//www.nhc.gov.cn/yzygj/s3593/201702/c8f7e7bb2c6943a384cfd2a42ffcf686.shtml.

[8] 吴秀玲 . 国内安宁疗护发展状况及服务模式的研究进展 [J]. 全科护理，2020，18（21）：2661-2664.

[9] 郭玉芳，王鑫鑫，王霜霜，等 . 基于微信的积极心理干预对护士工作倦怠及工作绩效的影响 [J]. 护理学杂志，2019，34（8）：1-3.

[10] 赵鑫鑫，袁娟，何银安 . 我国安宁疗护的发展和思考 [J]. 科教文汇（上旬刊），2020（5）：96-97，102.

[11] 杨森，赵华新，牛晓敏，等 . 上海市中心城区社区医疗机构肿瘤安宁疗护资源使用状况调查及医护人员职业满意度分析 [J]. 中国全科医学，2021，24（12）：1541-1545.

[12] 谌永毅，吴欣娟，李旭英，等．健康中国建设背景下安宁疗护事业的发展 [J]. 中国护理管理，2019，19（6）：801-806.

[13]Worldwide Hospice & Palliative Care Alliance.WHO Global Atlas of Palliative Care at the End of Life[EB/OL].（2014-02-01）[2020-09-19].http：//www.thewhpca.org/resources/global-atlas-on-end-of-life-care.

[14] 路桂军，姜姗，李忠，等．安宁疗护服务对象准入标准的国际经验与中国实践 [J]. 医学与哲学，2021，42（16）：28-31.

[15] 缪俊，张瑞云，曹文群，等．社区安宁疗护服务对象准入准出标准研究 [J]. 中华全科医学，2019，17（12）：2063-2068.

[16] 谌永毅，成琴琴，刘翔宇，等．护士在安宁疗护中的角色和地位 [J]. 中国护理管理，2018，18（3）：311-315.

[17] 高旭东，王震坤，孔婵，等．武汉市全科医生哀伤辅导认知情况调查与对策研究 [J]. 中国全科医学，2021，24（7）：829-833.

[18] 候燕，克热曼·牙库甫．“人性情怀”为基础的安宁疗护在晚期癌症患者中的应用效果 [J]. 护理实践与研究，2021，18（7）：1056-1059.

[19] 马丽莉，郭巧红，郗兰馨，等．安宁疗护护士角色与核心能力的质性研究 [J]. 护士进修杂志，2021，36（13）：1242-1247.

[20] 陈淑君，迟煜雯，梁晓宇，等．安宁疗护专科护士职业核心能力评价指标体系的构建 [J]. 中国医院管理，2019，39（12）：77-80.

[21] 赵咪，王蒙蒙，刘辉，等．安宁疗护护士胜任力要素的系统综述 [J]. 医学与哲学，2021，42（1）：34-39.

[22] 袁溪，孙宏亮．安宁疗护社会支持体系构建策略研究 [J]. 卫生职业教育，2021，39(9)：152-154.

[23] 王丽丽，占婷婷，袁娟，等．我国安宁疗护的发展现状 [J]. 护理实践与研究，2021，18（18）：2727-2731.

[24] 曹永福．医学伦理学 [M]. 北京：清华大学出版社，2019.

[25] 崔瑞兰．医学伦理学（第 2 版）[M]. 北京：中国中医药出版社，2017.

[26] 张鹏．临终关怀的道德哲学研究 [M]. 北京：人民出版社，2020.

[27] 孙寒璞．老年人临终关怀权研究 [D]. 兰州：兰州大学，2021.

[28] 谢和成．临终关怀的伦理困境及对策探讨 [J]. 中国医学伦理学，2016，29（2）：277-279.

[29] 张莉，薛云珍．癌末患者临终关怀服务的个案管理及伦理困境研究 [J]. 中国医学伦理

学，2019，32（8）：1037-1041.

[30] 苏小凤，刘霖，韩继明 . 生前预嘱中的优逝理念探讨 [J]. 医学与哲学，2021，42（13）：32-35，57.

[31] 余文诗，高云，朱国清，等 .“尊严死”还是“赖活着”？——我国生前预嘱的伦理困境分析及对策研究 [J]. 中国医学伦理学，2018，31（6）：700-703.

[32] 姜姗，李忠，路桂军，等 . 安宁疗护与缓和医疗：相关概念辨析、关键要素及实践应用 [J]. 医学与哲学，2019，40（2）：37-42.

[33] 彭玉凌，冉伶，王蕾 . 临终关怀的法哲学思考 [J]. 医学与哲学，2017，38（11）：61-64.

[34] 国务院 . 关于推进医疗卫生与养老服务相结合的指导意见 [EB/OL].（2015-11-20）http：//www.gov.cn/zhengce/content/2015-11/20/content_10328.htm

[35] 国务院 .“十三五”卫生与健康规划 [EB/OL].（2017-01-10）http：//www.gov.cn/zhengce/content/2017-01/10/content_5158488.htm

[36] 国家卫生计生委 . 关于引发“十三五”健康老龄化规划通知 [EB/OL].（2017-03-09）http：//www.nhc.gov.cn/jtfzs/jslgf/201703/63ce9714ca164840be76b362856a6c5f.shtml

[37] 哈尔滨市中级人民法院.（2016）黑 01（民）终 1146 号“鞠某某诉 ×× 医院合同纠纷二审民事判决书”[EB/OL].（2016-05-20）https：//law.wkinfo.com.cn/judgment-documents/detail/MjAwODk0MTcyMDQ%3D？ searchId=6b07c9519a49487e9d3e7944d8faee81&index=14&q=1146&module=

[38] 上海市第二中级人民法院.（2012）沪二中民一（民）终字第 1197 号“王某等人诉 ×× 医院医疗损害责任纠纷二审民事判决书”[EB/OL].（2012-07-23）http：//www.shezfy.com/view/cpws.html？ id=350738

[39] 法制晚报 . 老太住临终关怀医院无人照料——家属起诉获赔 22 万 [EB/OL].（2012-02-07）http：//news.sohu.com/20120207/n333987527.shtml

[40] 王鸿鳞 . 关于我国首例“安乐死”案件 [J]. 人民司法，1990（09）：38-40.

[41] 正义网 . 蒲连升、王明成故意杀人案——我国首例“安乐死”案（1990-1992）[EB/OL].（2018-12-18）http：//www.jcrb.com/xztpd/ZT2018/fogang/fzjs/dayaoan/201812/t20181218_1943984.html

[42] 巫向前，吴蓓雯，等 . 肿瘤专科护理 [M]. 北京：人民卫生出版社，2012.

[43] 陆宇晗，陈钒 . 肿瘤姑息护理实践指导 [M]. 北京：北京大学医学出版社，2017.

[44] 李秀华，徐波，等 . 肿瘤专科护理 [M]. 北京：人民卫生出版社，2018.

[45] 赵文娟，黄喆 . 终末期患者家庭会议实施过程的研究进展 [J]. 护理学杂志，2018，33

（19）：109-112.
[46] 王蒙蒙，徐天梦，等 . 安宁疗护家庭会议临床实践的系统综述 [J]. 中国社会医学杂志，2021，38（2）：227-232.
[47] 何瑾，鲁丽萍 . 甘肃省老年专科护士培训需求的调查与分析 [J]. 甘肃医药，2021，40（7）：656-658，669.
[48] 付藏媚，胡雅，贺连香 . 基于 Web of Science 居家护理研究热点分析 [J]. 解放军护理杂志，2019，36（10）：5-8.
[49] 邱业银，张江辉，缪佳芮，等 . 晚期肿瘤患者预立医疗照护计划干预模式的研究进展 [J]. 中国全科医学，2019，22（21）：2524-2529
[50] 王雪芬，胡一兰，朱星宇 . 国内预立医疗照护计划研究进展 [J]. 护理学杂志，2018，33（24）：14-16.
[51] 王心茹，绳宇 . 预立医疗照护计划在肿瘤患者中的应用进展 [J]. 中华护理杂志，2019，54（2）：306-310.
[52] 邸淑珍，张学茹，司秋菊，等 . 安宁疗护视角下护理人文关怀的探索 [J]. 中国护理管理，2018，18（3）：302-305.
[53] 王凌云，张帆，许丽杰，等 . 基于知信行理论的“四阶梯”死亡教育在社区老年人中应用的质性研究 [J]. 中华现代护理杂志，2021，27（9）：1147-1153.
[54]Clancy A，Simonsen N，Lind J，et al.The meaning of dignity for older adults：A meta-synthesis.Nurs Ethics. 2021，28（6）：878-894.
[55] 陈芷谦，郭巧红 . 癌症姑息治疗中的尊严系列研究 [J]. 医学研究与教育，2019，36（2）：54-61.
[56] 马丽莉，刘俐惠，闯冬梅，等 . 中华传统文化视角下疾病终末期患者尊严模型解析 [J]. 中国护理管理，2020，20（4）：582-587.
[57]Liu L，Ma L，Chen Z，et al. Dignity at the end of life in traditional Chinese culture：Perspectives of advanced cancer patients and family members [J]. Eur J Oncol Nurs，2021，14（54）：102017.
[58] 李小寒，尚少梅 . 基础护理学 [M]. 北京：人民卫生出版社，2017.
[59] 蔡威，邵玉芬 . 现代营养学 [M]. 上海：复旦大学出版社，2010.
[60] 程红缨 . 基础护理技术操作教程 [M]. 北京：人民军医出版社，2010.
[61] 杨巧芳，宋葆云 . 河南省静脉治疗临床实践指南 [M]. 郑州：河南科学技术出版社，2017.
[62] 刘义兰，杨和平 . 关怀性护理技术 [M]. 武汉：湖北科学技术出版社，2018.

[63] 巫向前，吴蓓雯，方琼，等 . 肿瘤专科护理 [M]. 北京：人民卫生出版社，2012.
[64] 徐波，陆箴琦，中国抗疼协会 CRPC -CPAI 护理学院，中华护理学会肿瘤护理专业委员会 . 疼症疼痛护理指导 . 北京：人民卫生出版社，2017.
[65] 李秀华，徐波，陆宇晗 . 肿瘤专科护理 [M]. 北京：人民卫生出版社，2018.
[66] 胡夕春，王杰军，常建华，等 . 癌症疼痛诊疗上海专家共识 [J]. 中国癌症杂志，2017，27（4）：312-320.
[67] 祝墡珠，李玲，王留义，等 . 姑息治疗与安宁疗护基本用药指南 [J]. 中国全科医学，2021，24（14）：1717-1734.
[68] 王连艳，李为华 . 老年护理学（第 2 版）[M]. 北京：中国医药科技出版社，2019.
[69] 化前珍，胡秀英 . 老年护理学 [M]. 北京：人民卫生出版社，2017.
[70] 杨莘，程云 . 老年专科护理 [M]. 北京：人民卫生出版社，2019.
[71] 李义庭 . 临终关怀学 [M]. 北京：中国科学技术出版社，2015.
[72] 马辛，毛富强 . 精神病学（第 3 版）[M]. 北京：北京大学医学出版社，2013.
[73] Barry M.Kinzbrunner，Joel S. Policzer. 生命末期关怀和治疗护理实用指导（第 2 版）[M]. 孙静平，等译 . 北京：人民卫生出版社，2017.
[74] 杨艳杰，曹枫林 . 护理心理学（第 4 版）[M]. 北京：人民卫生出版社，2017.
[75] 付安球 . 实用心理异常诊断矫治手册（第 5 版）[M]. 上海：上海教育出版社，2019.
[76] 一帆 . 心理测验法 [J]. 教育测量与评价（理论版），2010（4）：25-25.
[77] 戴晓阳 . 常用心理评估量表手册 [M]. 北京：人民军医出版社，2010.
[78] 汪向东，王希林，马弘 . 心理卫生评定量表手册 [M]. 北京：中国心理卫生杂志社，1999.
[79] 李欣 . 老年心理维护与服务 [M]. 北京：北京大学出版社，2013.
[80] 李凌江，马辛 . 中国抑郁障碍防治指南（第 2 版）[M]. 北京：中华医学电子音像出版社，2015.
[81] 胡一惠，吴非非，陈花，等 . 基于正念疗法的心理干预在乳腺癌患者中的护理研究进展 [J]. 护士进修杂志，2020，35（8）：720-723.
[82] 马克 • 威廉姆斯，约翰 • 蒂斯代尔，津戴尔 • 塞戈尔 . 改善情绪的正念疗法 [M]. 谭洁清，译 . 北京：中国人民大学出版社，2009.
[83] 姜金波，任垒，毋琳，等 . 正念疗法研究 [J]. 中华保健医学杂志，2019，21（6）：604-606.
[84] 姜默琳，卢伟 . 认知行为疗法干预老年抑郁症的研究进展 [J]. 医学综述，2021，27（6）：1146-1150.

[85] 徐世才，彭洁，袁铭，等 . 正念疗法对养老机构老年人睡眠质量和认知功能的影响 [J]. 中国健康教育，2020，36（7）：667-669.

[86] 汪杨，陈佩，胡娜 . 尊严疗法联合人生回顾干预对老年食管癌手术患者的影响 [J]. 齐鲁护理杂志，2020，26（4）：20-23.

[87] 郭巧红 . 尊严疗法在安宁疗护实践中的应用 [J]. 中国护理管理，2018，18（3）：316-319.

[88] 哈维 • 麦斯 • 乔奇诺 . 尊严疗法：临终寄语 [M]. 刘巍等，译 . 天津：天津科技翻译出版有限公司，2018.

[89] 施剑飞，骆宏 . 心理危机干预实用指导手册 [M]. 宁波：宁波出版社，2016.

[90] 张亚林，曹玉萍 . 心理咨询与心理治疗技术操作规范 [M]. 北京：科学出版社，2014.

[91] 付敬萍，张鲫 . 老年心理护理 [M]. 武汉：华中科技大学出版社，2020.

[92] 雷羽辉，刘小红，陈巧丽，等 . 心理危机干预技术结合安宁疗护对癌症晚期患者心理需求的影响 [J]. 齐鲁护理杂志，2020，26（9）：47-49.

[93] 钟洁琼，周翔 . 心理危机干预的研究进展 [J]. 现代医药卫生，2021，37（10）：1676-1680.

[94] 姜默琳，卢伟 . 认知行为疗法干预老年抑郁症的研究进展 [J]. 医学综述，2021，27(6)：1146-1150.

[95] 刘伟 . 团体心理咨询与治疗 [M]. 北京：人民卫生出版社，2015.

[96] 龚惠香 . 团体心理咨询的实践与研究 [M]. 杭州：浙江大学出版社，2010.

[97] 姜默琳，卢伟 . 认知行为疗法干预老年抑郁症的研究进展 [J]. 医学综述，2021，27(6)：1146-1150.

[98] 派德玛西里 • 德 • 席尔瓦 . 正念治疗法 [M]. 桂林：漓江出版社，2009.

[99] 盛莹莹，胡书威，原小惠，等 . 认知行为疗法对癌症患者的社会支持及应对方式的影响 [J]. 重庆医学，2020，49（24）：4163-4167.

[100] 樊富民 . 团体心理咨询 [M]. 北京：高等教育出版社，2005.

[101] 伊德 • E. 雅各布斯，罗伯特 • L. 马森，赖利 • L. 哈维尔 . 团体咨询：策略与技巧（第 5 版）[M]. 赵芳，等译 . 北京：高等教育出版社，2009.

[102]Keith S.Dobson. 认知行为治疗手册（第 3 版）[M]. 李占江，译 . 北京：人民卫生出版社，2015.

[103]David，D. Cotet，C. Matu，S. et al.50 years of rational-emotive and cognitive-behavioral therapy：A systematic review and meta-analysis[J].Journal of clinical psychology，2018，74（3）：304 -318.

[104] 路桂军 . 临终患者灵性痛苦识别与抚慰 [J]. 医学与哲学，2019，40（19）：9-11，69.
[105] 康宗林，黎莹，王京娥 . 安宁疗护中嵌入性灵性照护建构 [J]. 医学与哲学，2019，40（19）：12-16.
[106] 孙盼盼，邓梅娟，姜喆 . 癌症患者灵性需求及其相关因素的研究进展 [J]. 医学与哲学，2019，40（2）：43-48.
[107] 罗志芹，卢美玲 . 生命回顾疗法在晚期癌症患者中的应用研究进展 [J]. 中国实用护理杂志，2017，33（10）：797-800.
[108] 马俊，陈星，谷灿，等 . 意义疗法在晚期癌症患者安宁疗护实践中的应用 [J]. 医学与哲学，2020，41（15）：39-42.
[109]Cao Y，Kunaviktikul W，Petrini M，et al. Proposing a conceptual framework of spiritual care competence for Chinese nurses. Nurs Health Sci，2020 Sep 22（3）：498-506.
[110] 王玉梅 . 安宁缓和医疗中的灵性照顾 [J]. 中国临床保健杂志，2021，24（1）：16-19.
[111] 史宝欣 . 临终护理 [M]. 北京：人民卫生出版社，2010.
[112] 杜刚 . 老年人安宁疗护 [M]. 上海：科学普及出版社，2014.
[113] 朱爱勇，卢根娣 . 临床护理常见伦理困境与解析 [M]. 北京：科学出版社，2021.
[114] 王文焕 . 老年生活照料 [M]. 北京：中国人民大学出版社，2015.
[115] 王永斌，王根在 . 高龄老人照护手册 [M]. 上海：科学普及出版社，2017.
[116] 李惠玲 . 临终关怀指导手册 [M]. 苏州：苏州大学出版社，2020.
[117] 程云 . 老年人的临终关怀 [M]. 上海：复旦大学出版社，2015.
[118] 施永兴，罗维 . 人生终站的陪伴—临终关怀百题 [M]. 上海：上海交通大学出版社，2012.
[119] 安慧颖，陈长英，杜若飞，等 . 老年临终患者安宁疗护的研究进展 [J]. 现代临床护理，2019，18（1）：52-58.
[120] 龚秀全，周雨婷 . 居家还是住机构：临终老人的照料成本和死亡质量比较 [J]. 社会保障研究，2020（3）：55-66.
[121] 邸淑珍 . 临终关怀护理学 [M]. 北京：中国中医药出版社，2021.
[122] 吴欣娟，谌永毅，刘翔宇 . 安宁疗护专科护理 [M]. 北京：人民卫生出版社，2021.
[123] 宋岳涛，刘运湖 . 临终关怀与舒缓治疗 [M]. 北京：中国协和医科大学出版社，2021.
[124] 周逸萍，单芳 . 临终关怀 [M]. 北京：科学出版社，2020.
[125] 晏燕 . 老年临终关怀 [M]. 北京：科学出版社，2020.
[126] 施永兴，张静 . 临终关怀学概论 [M]. 上海：复旦大学出版社，2017.
[127] 宋澍深，袁昊，袁长蓉，等 . 癌症患者照顾者需求评估工具的研究进展与展望 [J].

解放军护理杂志，2019，36（4）：49-53.
[128] 魏瑞，罗承乾，林蓓蕾 . 临终病人及照顾者需求与家庭照护服务模式的研究进展 [J]. 全科护理，2018，16（25）：3087-3089.
[129] 高明霞，宋欢，柳韦华 . 癌症病人照顾者需求评估工具研究进展 [J]. 护理研究，2017，（35）：4453-4455.
[130] 韩 娜，于世英，褚倩 . 安宁疗护的核心症状和常用药物 [J]. 医学与哲学，2018，39(8)：9-13
[131] 李秀华，徐波，陆宇晗 . 肿瘤专科护理 [M]. 北京：人民卫生出版社，2018.
[132] 宁晓红 . 中国大陆应该大力发展安宁缓和医疗事业——北京协和医院的经验体会 [J]. 中国医学伦理学，2019，32（3）：293-298，318.
[133] 王子辰，刘东玲，朱婷婷，等 . 基于文献计量学的预立医疗照护计划研究现状及热点分析 [J]. 护理学杂志，2020，35（13）：99-102.
[134] 邹然，谌永毅，黄旭芬 . 医务社会工作者在安宁疗护中的角色和作用 [J]. 中国护理管理，2019，19（6）：820-823.
[135] 庄显叶 . 科普化姑息护理读本联合心理行为干预在晚期肿瘤患者中的应用研究 [J]. 临床护理杂志，2018，17（5）：45-48.
[136] 罗蕾，张含凤，李放，等 . 安宁疗护专科护士死亡教育内容和培训方式需求状况的调查分析 [J]. 中华现代护理杂志，2021，27（17）：2269-227
[137] 詹淑贝，许亚红 . 护士自我关怀及其测量的研究进展 [J]. 中华现代护理杂志，2020，26（9）：1251-1254.
[138] 詹淑贝，许亚红，岳鹏 . 护士自我关怀量表的编制及其信效度检验 [J]. 中华现代护理杂志，2020，26（11）：1466-1470.
[139] 尹亚妮，李新影 . 养老机构护理人员职业倦怠现状及相关因素分析 [J]. 中国护理管理，2020，20（2）：215-221.
[140]McElligott D，Turnier J. Integrative health and wellness assessment tool[J]. Crit Care Nurs Clin North Am，2020，32（3）：439-450.
[141]Aged Care Quality and Safety Commission 2018. Guidance and resources for providers to support the aged care quality standards. Australian Government，2021. https：//www.agedcarequality.gov.au/
[142]Horn DJ，Johnston CB. Burnout and Self Care for Palliative Care Practitioners[J]. Med Clin North Am，2020，104（3）：561-572.